FÉ NAS FOLHAS

FÉ NAS FOLHAS

SUELI KINTÊ E SUEIDE KINTÊ

Práticas ancestrais para cura da alma
através das plantas

Rezas fortes, canções para encantar folhas
e receitas de banhos de ervas

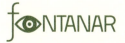

Copyright © 2025 by Sueide Oliveira de Jesus Matos

O selo Fontanar foi licenciado pela Editora Schwarcz S.A.

Grafia atualizada segundo o Acordo Ortográfico da Língua Portuguesa de 1990, que entrou em vigor no Brasil em 2009.

CAPA E PROJETO GRÁFICO Estúdio Bogotá
ILUSTRAÇÕES DE CAPA E MIOLO Winny Tapajós
PREPARAÇÃO Silvia Massimini Felix
REVISÃO Jane Pessoa e Natália Mori

Dados Internacionais de Catalogação na Publicação (CIP)
(Câmara Brasileira do Livro, SP, Brasil)

Kintê, Sueli
    Fé nas folhas : Práticas ancestrais para cura da alma através das plantas : Rezas fortes, canções para encantar folhas e receitas de banhos de ervas / Sueli Kintê, Sueide Kintê. -1ª ed.- São Paulo : Fontanar, 2025.
    ISBN 978-65-84954-50-2
    1. Medicina popular 2. Plantas medicinais I. Kintê, Sueide. II. Título.
24-245327   CDD-616.024

Índice para catálogo sistemático:
1. Medicina popular 616.024
Cibele Maria Dias – Bibliotecária – CRB-8/9427

Todos os direitos desta edição reservados à
EDITORA SCHWARCZ S.A.
Rua Bandeira Paulista, 702, cj. 32
04532-002 – São Paulo – SP
Telefone: (11) 3707-3500
facebook.com/Fontanar.br
instagram.com/editorafontanar

Para Suzana Oliveira

SUMÁRIO

INTRODUÇÃO 13

PARTE 1
PARA COMEÇAR 21

23	BANHO DE FOLHAS
25	BANHOS FLORAIS
26	SACUDIMENTO
28	REZAR E BENZER COM FOLHAS
30	DEFUMAÇÃO COM ERVAS
32	INCENSO
33	BANHO DE ASSENTO
34	VAPORIZAÇÃO DO ÚTERO
35	ESCALDA-PÉS

PARTE 2
SOBRE AS FOLHAS 37

39   PLANTAS, CRIATURAS DO SEGUNDO PLANO

40   DNA DAS PLANTAS

42   PLANTAS E O CAMPO SUTIL

44   PERMISSÕES PARA DESPERTAR AS PLANTAS

47   PLANTAS E POLARIDADES

PARTE 3
MÉTODOS 51

54   TIPOS DE BANHOS DE FOLHAS

56   MISTURANDO AS FOLHAS

59   COMO EXTRAIR AS PROPRIEDADES DAS PLANTAS PARA OS BANHOS

PARTE 4
PREPARAÇÃO PARA OS BANHOS 63

65	TIPOS DE ÁGUA PARA USAR EM BANHO DE FOLHAS
66	ACOPLAMENTOS ENERGÉTICOS NO BANHO DE FOLHAS
68	INFLUÊNCIA DA LUNAÇÃO NOS BANHOS DE FOLHAS
69	PRAZO DE UTILIZAÇÃO DO BANHO DE FOLHAS
71	ONDE COLHER AS ERVAS

PARTE 5
REZAS E ORAÇÕES 75

78	REZA CURANDEIRA DAS ÁGUAS
80	REZA PARA O DESPERTAR DAS FOLHAS
81	REZA PARA O ESPÍRITO DO MEDICAMENTO DAS FOLHAS
83	REZA DE PERMISSÃO PARA ACESSAR O CAMPO DA PESSOA ATENDIDA
84	REZA CONTRA MAU-OLHADO
87	REZA FORTE CONTRA MÁS COMPANHIAS
88	REZA FORTE PARA DESEMBARAÇO

89 REZA FORTE PARA ATRAÇÃO

91 REZA FORTE PARA VITÓRIA FINANCEIRA

93 CANTIGAS CURANDEIRAS DAS ÁGUAS

PARTE 6
RECEITAS 101

103 SABÃO DE COCO COM ERVAS

104 EMPLASTRO PARA DORES E PANCADAS

107 TRAVESSEIRO DE ERVAS PARA COMBATER A INSÔNIA

108 BLEND PARA VAPORIZAÇÃO DO ÚTERO

109 TINTURA PARA ELEVAR A IMUNIDADE

112 BOLSA TÉRMICA VEGETAL PARA ALÍVIO DE CÓLICAS MENSTRUAIS

114 PASTA PARA MELHORAR A LIBIDO

116 TINTURA PARA DOR DE CABEÇA

118 SPRAY HARMONIZADOR DE AMBIENTE

120 BANHO PARA COMBATER DESEQUILÍBRIO DO SONO

121 BANHO PARA COMBATER DEPRESSÃO

122 BANHO DE ROSAS BRANCAS PARA COMBATER ANSIEDADE

123 BANHO PARA COMBATER PROCRASTINAÇÃO E INDISPOSIÇÃO FÍSICA

125 BANHO PARA COMBATER DIFICULDADE DE EXPOR OS PRÓPRIOS SENTIMENTOS E VERBALIZAÇÃO

126	BANHO PARA COMBATER INSTABILIDADE, NERVOSISMO E RAIVA
127	BANHO PARA COMBATER MEDOS E PÂNICOS
128	BANHO PARA COMBATER PROBLEMAS DE ORGASMO E INFERTILIDADE
129	BANHO PARA COMBATER ATAQUES ESPIRITUAIS
130	BANHO PARA COMBATER DESCONFORTO NO CORAÇÃO E ANGÚSTIA
131	BANHO DE DESCARREGO
133	BANHO DE AUTOAMOR
134	BANHO PARA ENTUSIASMO
135	BANHO CALMANTE
136	BANHO DE ATRAÇÃO
137	BANHO DE PROTEÇÃO E VITÓRIA
138	BANHO DE ASSENTO
140	PERFUME BOTÂNICO
142	MÁSCARA PARA COCEIRA E IRRITAÇÃO NA PELE
144	BANHO DE FLORES PARA ATRAÇÃO E AMOR
146	RECEITA DE DEFUMAÇÃO

PARTE 7
REPERTÓRIO DE
ERVAS E PRECAUÇÕES 149

151 ERVAS INDICADAS PARA CADA
CENTRO DE FORÇA

154 GLOSSÁRIO DE PLANTAS E SUAS
FUNÇÕES FITOENERGÉTICAS

168 PRECAUÇÕES

AGRADECIMENTOS 171

TODA FAMÍLIA BRASILEIRA TEVE ALGUMA AVÓ CURANDEIRA E UMA FARMÁCIA FITOENERGÉTICA NO QUINTAL OU NA COZINHA DE CASA

INTRODUÇÃO

Ao ler este livro, você descobrirá o poder que as folhas têm de aliviar desconfortos físicos, acalmar a mente e nutrir a alma. Cada capítulo é uma jornada repleta de conhecimentos valiosos que te ajudarão a cuidar de si e de seus entes queridos de maneira natural e holística.

Este livro é também um tributo à sabedoria das avós curandeiras e um convite para trazer esses ensinamentos até o presente. Deixe *Fé nas folhas* ser seu guia confiável enquanto você revisita as tradições curandeiras brasileiras de tempos imemoriais, quando nossas ancestrais usavam saberes preciosos do reino vegetal para a cura e o bem-estar.

Aqui, você encontrará um guia prático para fazer banhos de folhas e medicinas naturais. Ensinamos sobre as propriedades das plantas, receitas de unguentos, banhos de assento, cantigas para encantar folhas, rezas fortes e benzimentos dentro da cultura brasileira. Essas práticas ressoam profundamente em nossa história e herança, recordando-nos da conexão intrínseca entre nós e a natureza.

Então, por que você escolheu este livro? Talvez para se reconectar com as raízes culturais que moldaram nossa identidade, ou talvez para redescobrir e aplicar no dia a dia as receitas de cura através das folhas. Não importa o motivo, *Fé nas folhas* está aqui para guiá-la em uma jornada de autodescoberta, na qual o poder das plantas se une à sua intenção de saúde e vitalidade.

Assim como na casa de muitas pessoas do Nordeste, na nossa família as plantas sempre foram a primeira opção para curar qualquer desordem. Fosse física, espiritual ou emocional, a pergunta sempre era:

— Vó, que folha serve pra isso?

Na nossa cozinha sempre tem alho, que, além de ser anti-inflamatório, serve para afastar más influências; orégano, que é ótimo para banho de assento; folha de louro, para banho de descarrego; alecrim, um ótimo antidepressivo; casca de cebola para dor de barriga; noz-moscada para o coração; cravo e canela, que protegem o pâncreas e melhoram a função da insulina; manjericão, para banho de proteção e vitória; casca de laranja, que serve para fazer um spray de harmonização do ambiente. Só aqui listamos pelo menos oito elementos populares do reino vegetal que formam uma pequena farmácia fitoterápica e fitoenergética dentro de casa.

Em toda uma vida sendo tratadas por nossas ancestrais através das folhas, sempre vimos que essa prática de cura é realmente capaz de trazer equilíbrio e elevação da consciência.

Na nossa família, temos muitos testemunhos. Tem gente que se curou de um mioma com chás de artemísia, uxi-amarelo, ipê-roxo e unha-de-gato. Curou uma dermatite com folhas de barbatimão e sambacaitá. E também eliminou dores resultantes da dengue e da chicungunha. É assim há mais de três gerações, até onde pudemos mapear.

Pelas histórias que colecionamos da nossa família, esses conhecimentos vêm desde a bisavó Damiana (quituteira e profunda conhecedora de ervas), que passou para a avó Suzana (marisqueira e rezadeira), que entregou para Sueli (psicopedagoga e fitoterapeuta especialista em farmácia natural uterina), chegando até Sueide, jornalista, terapeuta e iyalorixá.

Todas as ferramentas compartilhadas aqui são utilizadas na formação curandeira das águas, um curso que empreendemos em família há anos e no qual formamos terapeutas integrativas populares.

Por isso decidimos escrever um livro sobre a experiência única da nossa família com a manipulação de folhas e flores. Embora a herbaria seja uma prática popular no nosso estado, em nossa casa temos muitas rezas, receitas de unguentos, banhos de folhas e cantigas que são totalmente originais, repletas de peculiaridades que merecem ser compartilhadas.

Apesar de sermos mulheres de axé, neste livro você não vai encontrar nem receitas nem rituais de candomblé ou Isin Orisa Ibilé, mas um compilado do que chamamos de terapias integrativas da cultura popular – medicinas de quintal praticadas e preservadas por mulheres do Recôncavo Baiano,

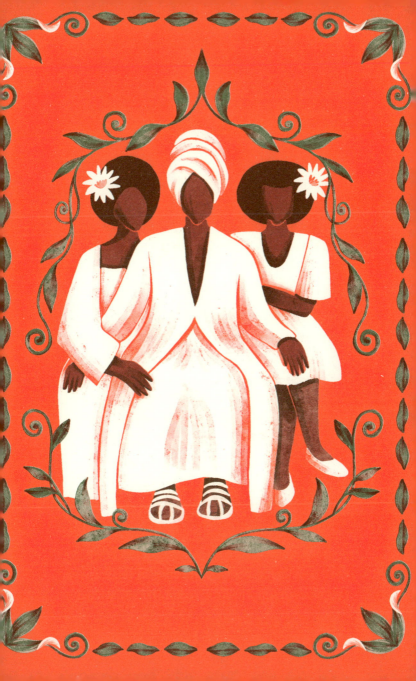

do distrito de São Braz especificamente, terra natal da família Kintê. Não ensinamos receitas de banhos dentro dos preceitos de qualquer religião.

Aqui você vai descobrir receitas de banhos de folhas – uma terapia que auxilia no amor-próprio e no autodiscernimento – para alinhar os centros de força do corpo e descamar os fluidos densos que adquirimos na vida cotidiana, e vai aprender como estimular emoções profundas de bem-estar, autoconhecimento e resiliência por meio das ervas.

Nossa família acredita que ser uma curandeira é gerar poder de sanar problemas usando as fontes de energia natural que há no planeta. É ter consciência de que a qualidade do nosso relacionamento com as águas e o reino vegetal resulta na qualidade da nossa saúde. Para nós, uma curandeira é uma guardiã de conhecimentos ancestrais e trabalha em conjunto com a natureza para a fruição do fluxo da vida.

Com *Fé nas folhas*, queremos que você encontre meios de se proteger através das folhas, seja por conta própria ou ao buscar ajuda por meio de outras pessoas. Neste livro, a curandeira que existe em você aprenderá a confeccionar magias, desencadear processos de cura mística, espiritual e ritualística, além de se tornar guardiã do reino vegetal, acessando incontáveis formas de usufruir da natureza para se tornar mais feliz, saudável e plena – e também para ministrar medicinas que trazem o equilíbrio das emoções e pensamentos a partir dos saberes da terra e das anciãs.

PARTE 1

PARA COMEÇAR

SETE FORMAS DE USAR
AS ERVAS PARA SEU
AUTOCUIDADO DIÁRIO

VISTA-SE
DE FLORES
E FOLHAS!

BANHO DE FOLHAS

O banho de folhas é uma terapia, uma prática ancestral de cura metafísica que acopla energia inteligente do reino vegetal aos nossos centros de força. Sua finalidade é nos reabastecer energeticamente ao equilibrar as emoções e limpar os pensamentos sabotadores, trazendo conexão espiritual, leveza e elevação da consciência. Aliado das práticas integrativas, um banho de folhas bem-feito tem o poder de descalcificar nossos receptores de humor e nos imantar com uma aura de esperança.

Essa terapia pode ser usada para lavar os cantos da casa, as roupas de cama e os amuletos sagrados, de modo que tudo aquilo que entrar em contato com o banho estará imbuído de propriedades vitalizantes para o corpo e para a alma.

Convém lembrar que a maioria dos remédios da farmácia foram retirados da floresta assim que os cientistas aprenderam com os nativos a reter o potencial de cura das plantas. E é uma prática ancestral dos povos africanos e indígenas que tem ganhado cada vez mais destaque, por ser uma forma simples e acessível de autocuidado. Uma das suas

principais vantagens é a possibilidade de escolher
as folhas adequadas, cada uma com suas propriedades
terapêuticas específicas.

Neste livro, você aprenderá a identificar quais são
suas plantas de poder e inserir essa prática em sua
rotina de autocuidado. Com nossas receitas, você
terá a oportunidade de se reconectar com a natureza
e consigo mesma. Nós lhe diremos como se cuidar
com a sabedoria ancestral e, se você for terapeuta,
poderá aprender a cuidar de outras pessoas usando
as ervas, assim como fizeram nossas avós, bisavós
e tataravós no passado.

BANHOS FLORAIS

Os banhos mais populares são de folhas, mas também é possível fazer banhos de rosas, de girassóis e de outras flores. Em alguns casos incluímos até frutas e água de coco. Assim como os banhos de folhas, os banhos florais são uma abordagem terapêutica que pode equilibrar as emoções, a mente e o corpo.

Flores como lavanda, jasmim e camomila têm propriedades curativas que ajudam a aliviar o estresse, a ansiedade, a depressão e outras questões emocionais e mentais. Nesses banhos, selecionamos cuidadosamente flores específicas que correspondem aos sentimentos e emoções de cada indivíduo, buscando promover o equilíbrio e a harmonia emocional.

Muitas pessoas tomam florais por via oral, adicionando-os a alimentos ou bebidas, ou aplicados em áreas específicas do corpo. Uma alternativa é macerar essas flores e transformá-las em banhos para lavar nossa cabeça, nossas roupas ou até para banhos de imersão e inalações. Recomendamos também que as pessoas enfeitem a casa com flores para fins terapêuticos.

SACUDIMENTO

"Pega a espada de Ogum,
peregum e aroeira,
Tira a quiumba, a praga e o feitiço
Aroeira, aroeiraaaa
Folha de Guiné e akôkô
A folha sagrada nos curou!"

Basta ouvir alguém dentro de casa entoar essa cantiga acima e já sabemos: vai ter *sacudimento*, um dos procedimentos de cura com folhas de que mais gostamos.

O sacudimento é uma prática dos povos originários de imantar o corpo com ervas. Muitas comunidades do Recôncavo Baiano preservam isso; religiões como o candomblé e a umbanda têm o sacudimento como parte dos seus rituais, assim como algumas mulheres católicas fazem uso dele. É uma prática ancestral e híbrida.

Se você precisa de alguma coisa para afastar o mau agouro de forma imediata – um belo de um "xô, urucubaca!" –, o caminho é o sacudimento. Você deve recorrer a ele quando sentir que sua casa está "muito carregada", quando se mudar de um imóvel para outro, quando estiver desmotivada, angustiada, quando perceber que as lâmpadas e os eletrodomésticos estão quebrando ou se os moradores da casa estiverem se sentindo constantemente exauridos.

> *Cuidado: o indicado é que o sacudimento seja conduzido por pessoas que já têm familiaridade com essa prática.*

Feito por meio da impostação de ervas no objeto ou local que precisa ser tratado, o sacudimento é uma limpeza espiritual, em geral realizada para descarrego de ambientes e pessoas, batendo-se folhas na pessoa ou no espaço com o intuito de varrer as coisas negativas para longe. Deve-se sacudir o maço de folhas no corpo da pessoa da cabeça até os pés, primeiro na frente e depois nas costas. Em seguida, é preciso quebrar o maço usado em dois e pôr no mato. Todo o processo é acompanhado de cantigas e rezas.

Pode-se pedir para quem está recebendo o batimento que sacuda os braços e pule por cima de um pedaço de algodão com um pouco de pólvora, acesa durante o procedimento (isso pode variar de acordo com os costumes da família que estiver realizando a prática). Na nossa família, por exemplo, finalizamos o sacudimento salpicando água nos quatro cantos (norte, sul, leste, oeste) e soprando efum/pemba (pó preparado com giz branco, sementes e ervas apaziguadoras e aromáticas).

REZAR E BENZER COM FOLHAS

"Onde é que eu acho aqui pelas redondezas uma pessoa para rezar minha criança contra mau-olhado?" Antigamente, na nossa terra, essa pergunta era coisa corriqueira. Crescíamos sabendo que um bebezinho poderia ficar com corpo mole, ou de banzo, da noite para o dia, e que para resolver esse tipo de problema bastava levá-lo até uma anciã para que fosse rezado. Depois de uma reza de mau-olhado e um banho de alfazema, a criança voltava a se espevitar.

Hoje em dia, dá trabalho achar rezadeira. As que existiam ou morreram ou se converteram a religiões que proíbem essa prática. Dá uma saudade! O pior é que as que ainda persistem não encontram pessoas interessadas em aprender seus ensinamentos e perpetuar o legado.

Nós já fomos rezadas incontáveis vezes para curar caxumba, mau-olhado, terçol, tristeza. A grande vantagem de ter uma rezadeira na família é que a gente recebe bendições toda hora: acordou? Tome a bênção da avó e da mãe! Vai dormir? Tome a bênção de novo! Fez ligação por celular? Antes de dizer tchau abençoe a pessoa do outro lado. Ganhou presente? Agradeça e abençoe a pessoa que te presenteou.

É reza para todo lado. Eu já fui rezada pela minha mãe enquanto estava dormindo, para espantar pensamentos ruins e pesadelos.

Rezar uma pessoa é uma forma ativa de conjuração. Na nossa experiência, o benzimento transcende a manifestação da fé porque se trata principalmente da conexão da rezadeira com o eu superior de quem está sendo rezado, penetrando no seu inconsciente a ponto de lhe enviar programação neurolinguística e vibrações curativas através de trovas em formato de oração.

A reza, quando bem-feita, é um discurso mágico que cria uma sensação de alívio no campo sutil das pessoas, servindo tanto para a proteção quanto para filtrar as energias indesejadas. A reza bloqueia a inveja, combate a melancolia, atrai boa sorte, bons relacionamentos e alinhamento da aura. Benzer alguém é despertar a energia acumulada num campo vital que fica gravitando ao seu redor, enviando comandos para que seja magnetizada com intenções específicas, de acordo com os objetivos da reza. Uma pessoa pode ser rezada contra praga, terçol, espinhela caída, mau-olhado, erisipela etc.

DEFUMAÇÃO COM ERVAS

Chegou a hora de falar de uma das magias de que mais gostamos – a defumação. Nosso fascínio por essa prática está no fato de ela misturar de uma só vez três elementos fundamentais da natureza: o ar, o fogo e as ervas. A defumação pode ser entendida como um procedimento em que um objeto, uma pessoa, espaço ou alimento é coberto de fumaça de ervas, sementes, resinas naturais ou madeiras específicas com a intenção de sacralizar, dar sabor, aroma ou até mesmo para conservação. A defumação é muito utilizada na cozinha para adicionar propriedades e preservar os alimentos, já que a fumaça ajuda a inibir o crescimento de bactérias e fungos que causam a deterioração da comida.

Mas a defumação que nos interessa neste livro é a utilizada em práticas espirituais e terapêuticas em diversas culturas ao redor do mundo. Nós mesmas já fizemos furinhos no fundo de muitas latas de leite para esquentar o carvão que a gente usava para defumar a casa e as pessoas. Por aqui, esse procedimento sempre foi feito de forma artesanal: pegávamos uma faca e afundávamos sua ponta no fundo da lata batendo no cabo com um machucador de tempero. Depois amarrávamos arame de um lado e do outro para fazer a alça e ali dentro acendíamos o carvão, abanando até virar brasa.

A defumação espiritual é um tipo de sacudimento, só que utilizando a fumaça como condutora – seja de incenso, cachimbo ou charuto. Serve para afastar maus espíritos, purificar os ambientes e despertar o que há de melhor em cada pessoa ou canto. Pode ser feita com ervas, entrecascos, resinas, cascas, flores, essências e sementes. Qualquer pessoa pode defumar, contanto que use as folhas corretas e rezas apropriadas.

INCENSO

O incenso é o defumador mais popular que conhecemos. Fazemos incensos artesanais misturando ervas secas e sementes amarradas em pequenos maços para queimar em ocasiões específicas.
Para nós ele é purificador, criando um ambiente propício a meditação, oração e outros rituais espirituais.

Os tipos de incenso utilizados variam de acordo com a intenção espiritual. O incenso de descarrego, por exemplo, pode incluir casca de alho e casca de cebola. Já o apaziguador leva resinas de olíbano, sândalo, folha de mirra, de patchuli e de alecrim.

Geralmente o incenso é utilizado nos rituais de defumação, que é a última coisa que fazemos depois da limpeza espiritual com banho de folhas. Também podemos acender incensos depois de arrumar a casa, pois o aroma ajuda a criar um ambiente de paz e serenidade, com propriedades curativas e purificadoras.

BANHO DE ASSENTO

Era costume das avós da nossa terra aferventar o entrecasco da aroeira e mandar a gente ficar agachada numa bacia de esmalte. Ninguém entendia bem o motivo, mas permanecíamos quietas até que a água morna ficasse fria. Hoje sabemos que aquela era, na verdade, uma iniciação numa prática de autocuidado ancestral.

É uma pena que nos últimos tempos esses mimos pessoais tenham sido deixados de lado com a desculpa de não serem práticos! O banho de assento é um tipo de banho de imersão apenas nas partes íntimas, na maioria das vezes preparado com infusão de ervas e entrecascas de árvores que, depois de manipuladas, são despejadas numa bacia na qual a pessoa se senta até que a água esfrie. Serve para curar coceira, infecções e corrimento vaginal provocados por fungos e bactérias.

O banho de assento também é utilizado para atenuar feridas causadas por hemorroidas – nesse caso, a água pode ser fria para ajudar a reduzir inchaços e fechar os vasos sanguíneos. O banho pode ser feito por pessoas de qualquer idade, não importando o sexo, e em alguns casos se acrescentam óleos vegetais e gotinhas de óleo essencial.

VAPORIZAÇÃO DO ÚTERO

Prática milenar de limpeza, consiste na aplicação de vapor de água contendo ervas específicas diretamente na região vaginal. Muito semelhante ao banho de assento, só que voltado às pessoas com útero.
É um ritual muito fácil e acessível: fervemos folhas e colocamos essa infusão em potes e sentamos em cima deles sem calcinha, com uma grande saia em volta para fazer uma sauna, ficando ali até que toda a fumaça se esvaia.

As folhas podem ser de orégano, camomila, barbatimão e incontáveis plantas que encontramos no quintal, na feira de domingo e na cozinha de casa. Com elas, é possível fazer dezenas de sinergias com poder relaxante, tonificador, antifúngico e anti-inflamatório, que trazem grande sensação de alívio e estabilizam o pH natural da vagina rapidamente.

A vaporização do útero serve para tonificar, melhorar a circulação e o fluxo sanguíneo da região pélvica, aumentar a lubrificação vaginal, induzir a fertilidade, diminuir dores e sintomas da TPM, equilibrar o fluxo menstrual, tratar endometriose, combater desconfortos e inchaços, para recuperação no pós-parto e também para amenizar os sintomas da menopausa. No entanto, não é indicada no período menstrual.

ESCALDA-PÉS

Não é à toa que em algumas religiões lavar os pés é uma cerimônia. De todas as formas de autocuidado com ervas, consideramos esta a mais especial. É como se realmente fôssemos acolhidas como deusas. É relaxante e aconchegante demais, e o ato por si só é uma maneira de demonstrar amor. Até as pessoas amuadas e enrijecidas se derretem com águas aquecidas e cheirosas massageando seus pés.

O escalda-pés é basicamente uma infusão de ervas para imergir os pés. Algumas pessoas põem dentro do balde bolinhas de gude para massagear pontos específicos, ativar centros de força, desestressar e promover alívio. É relaxante, mas também serve para curar feridas e hidratar a região.

O escalda-pés é uma prática muito antiga. Foi usada entre os egípcios, os chineses e outras civilizações milenares. Além do relaxamento, promove limpeza física e energética. Também ajuda na circulação sanguínea e pode ser associado à reflexologia podal. Lembre-se apenas de que a reflexologia é contraindicada para pessoas com diabetes que apresentam machucados nos pés, mulheres grávidas, pessoas que fazem uso de marca-passo, em processos de alergia na pele ou dermatite e pessoas que apresentam varizes expostas, trombose ou fraturas.

PARTE 2

SOBRE AS FOLHAS

O QUE NINGUÉM TE CONTA SOBRE AS PLANTAS

CONVERSE COM AS PLANTAS, PEÇA LICENÇA ANTES DE ENTRAR NA MATA. SE CONECTE! ESSA É A CHAVE DA MEDICINA SAGRADA DO REINO VEGETAL

PLANTAS, CRIATURAS DO SEGUNDO PLANO

Cada cultura traz consigo uma perspectiva única do mundo. A maneira como os povos tradicionais enxergam as dimensões do universo é intrínseca ao sistema de crenças de cada região. Os povos originários, por exemplo, com frequência falam sobre múltiplas dimensões e planos, uma singularidade que ressoa em nós. Neste livro, exploramos uma visão que compartilha afinidades com o conceito dos sete planos da existência. Essa perspectiva destaca a interconexão de diferentes energias em cada um dos sete planos, desde a matéria inorgânica até o espiritual.

De acordo com essa visão, os sete planos têm distintas energias ou vibrações. No segundo plano, por exemplo, onde as moléculas se unem ao carbono pela primeira vez, encontramos a matéria orgânica, como plantas, ervas, árvores, vitaminas, vírus, bactérias, leveduras e fungos. As plantas, portanto, se destacam como criaturas do segundo plano, desempenhando um papel significativo na transmissão do sentimento de amor aos seres. A fotossíntese, por sua vez, é vista como uma manifestação sagrada que simboliza o poder de nos guiar na compreensão do autoequilíbrio. Esse processo, no qual a luz do sol e a água se transformam em florescência, serve como uma metáfora poderosa para os princípios de autoequilíbrio, exemplificados pela capacidade autônoma e balanceada das sementes e dos frutos de perpetuar a vida. As plantas, além da sua contribuição vital para o equilíbrio do planeta, representam símbolos tangíveis da lei do amor incondicional na terra. Ao trabalharem gratuitamente para nutrir e curar, elas nos lembram da importância da interconexão e do papel fundamental que desempenham na nossa existência.

DNA DAS PLANTAS

As pessoas, animais, plantas e frutas possuem DNA, que é a molécula onde estão gravadas as informações fundamentais de tudo o que é vivo – um tipo de caixa-preta que contém um mapa das nossas informações genéticas. Estudos sobre o DNA das plantas são amplamente difundidos pela ciência, sobretudo para a criação de plantas transgênicas, o que ocorre quando um ou mais genes são introduzidos em outra planta por meio de técnicas específicas.

As plantas possuem memória celular capaz inclusive de passar adiante informações sobre sobrevivência.

Em nossos estudos sobre esse assunto, descobrimos coisas curiosas. Dados do Projeto Genoma Humano indicam que há cerca de 40% de semelhança entre o DNA do repolho e o das pessoas. Segundo os cientistas, plantas e animais têm um ancestral comum e dividiram o mesmo gene antes de serem separados há bilhões de anos. Alguns geneticistas já discutem a possibilidade de o DNA das pessoas ser igual à metade do DNA de uma banana. Quem chegou a esse resultado foi o pesquisador Steve Jones, professor da Universidade College de Londres, na Inglaterra, ao decifrar o genoma da fruta e comparar com os dados do Projeto Genoma Humano.

PLANTAS E O CAMPO SUTIL

Já sabemos da importância do reino vegetal na nossa nutrição e dos benefícios das plantas para cosméticos, chás e medicamentos. No entanto, a ação do reino vegetal no campo sutil é algo tão misterioso que ao longo dos tempos diversas civilizações têm chamado essa manifestação de poder místico.

Quando dizemos "campo sutil", nos referimos àquilo que chamamos de campo eletromagnético.
Esse campo tem canais, ou centros de força, que são pontos energéticos também chamados de chacras. Eles agem como antenas, enviando e recebendo informações por intermédio de ondas energéticas e transmutando essas informações de forma inteligente para serem utilizadas pelo corpo.

Os vegetais agem no nosso campo sutil desde o nível sinestésico até o nível da alma. As essências aromáticas, a maceração e destilação de ervas e as águas de flores podem trazer atração, força, poder e delicadeza, entre outras qualidades. O efeito do reino vegetal no campo sutil das pessoas é tão visível que não por acaso a fumaça do incenso e o banho de folhas são considerados poções mágicas.

Esses efeitos gerados pelas folhas, flores, ervas e até frutas recriam frequências energéticas capazes de produzir uma vibração positiva que influencia nosso humor e nossos comportamentos, facilitando nossa vida, purificando nossas emoções e melhorando nosso ânimo. Um banho de folhas é basicamente o resultado da equação:

ENERGIA DAS
PLANTAS
+
CAMPO SUTIL DOS
SERES HUMANOS
=
SAÚDE FÍSICA,
MENTAL E ESPIRITUAL

As plantas possuem força suficiente para influenciar a anatomia das pessoas e podem atuar positivamente, tratando doenças e aliviando dores físicas e mentais.

PERMISSÕES PARA DESPERTAR AS PLANTAS

Nas culturas indígenas e africanas, as plantas e árvores têm espíritos que as guardam. Para as religiões que cultuam orixás ele é um só, e tem nome: Ossaim. É o deus responsável por guardar os segredos das plantas e por permitir que as pessoas acessem o poder delas.

No universo místico, os espíritos das fadas e elementais que residem em contato com cristais e outros minerais são considerados guardiões do reino vegetal. Geralmente, as curandeiras e rezadeiras usam seu próprio sistema de crenças para ativar as permissões e licenças (o sistema no qual foram criadas). Neste livro, sugerimos uma comunicação direta com o criador para acessar a potência do reino vegetal, além de conexão com a própria planta.

Desse modo, na hora de colher a planta, conecte-se a ela. As curandeiras devem respeito e reverência ao reino vegetal. Esses são os atributos para colher plantas e utilizá-las para cura. Além disso, as rezas reagem a qualquer ambiente que tenha água. É necessário, para isso, que a curandeira reconheça que a planta é um ser tão importante quanto qualquer outro. Seja no ambiente doméstico, seja no silvestre, elas são capazes de vibrar com a força das nossas palavras. Fale com elas, expresse suas necessidades e peça permissão para usá-las no seu propósito.

Ao manipulá-las, feche os olhos e imagine quando elas eram apenas sementes, envie-lhes amor e as abençoe dentro das sementes; imagine-as crescendo fortes e frondosas com esse amor. Isso dará mais potência à sua medicina.

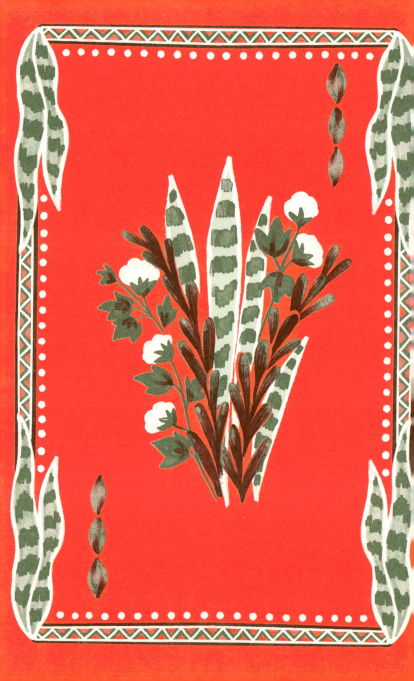

PLANTAS E POLARIDADES

Na linguagem popular, as curandeiras dividem as plantas que usam para banhos de folhas em três categorias: quentes, mornas e frias. Para fazer banhos de folhas de forma prudente, você precisa ter em mente um bom repertório de ervas dessas polaridades e saber como equilibrá-las dentro de uma sinergia.

FOLHAS QUENTES

São ervas extremamente fortes, de polaridade masculina. Conduzem muita eletricidade, atuam nas camadas energéticas mais densas e podem ser agressivas. São utilizadas para eliminar, limpar, dissolver, anular, cortar e quebrar os acúmulos energéticos negativos existentes nas pessoas ou no ambiente. Antes de serem usadas, devem ser temperadas com outras folhas e elementos apaziguadores. Não é recomendado usar na cabeça. Servem para sacudimento, descarrego e banimento.

EXEMPLOS: FOLHA DE GUINÉ, ARRUDA, ESPADA-DE-SÃO-JORGE E PINHÃO-ROXO.

FOLHAS MORNAS OU EQUILIBRADORAS

São as ervas que, além de harmonizar, equilibram as forças vitais, atuando também para temperar as ervas quentes ou agressivas. São as folhas que podemos utilizar no dia a dia tanto para comida como para banho, ou seja, sem restrições.

EXEMPLOS: SÁLVIA, ALFAVACA, ALFAZEMA, CANA-DO-BREJO, ERVA-DE-SANTA-MARIA, MANJERICÃO, VERBENA, ALECRIM, MANJERONA, HORTELÃ.

FOLHAS FRIAS OU ESPECÍFICAS

São ervas amenas, em muitos casos aromáticas, de polaridade feminina. De efeito calmante, servem para apaziguar. São ervas medicinais, também usadas para chá e alimentação. Muitas delas estão na nossa cozinha, tais como alecrim e manjericão-miúdo.

EXEMPLOS: MACELA (FLOR), ALGODOEIRO, ANIS-ESTRELADO, JASMIM, LOURO, NOZ-MOSCADA, LOSNA, ANGÉLICA, SÂNDALO, ERVA-DE-SANTA-LUZIA, MIL-FOLHAS, PICHURI.

PARTE 3

MÉTODOS

TUDO QUE VOCÊ PRECISA
SABER PARA FAZER UM
BANHO DE FOLHAS

BANHE-SE DE MATA
E ASCENDA DEUSA
PARA SI MESMA

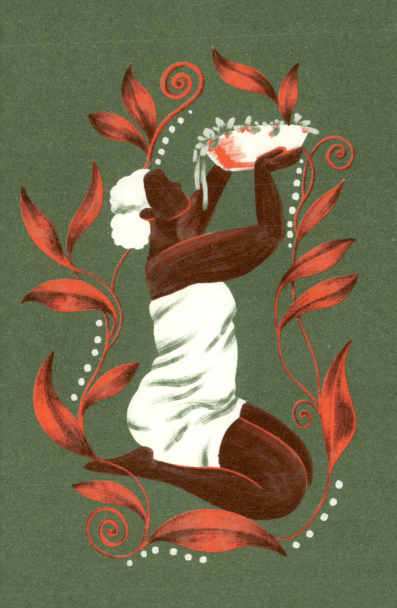

TIPOS DE BANHOS DE FOLHAS

Existem vários tipos de banhos de folhas. Neste livro, reunimos seis categorias:

1 BANHOS PARA LIMPEZA ENERGÉTICA

Para aqueles dias em que você se sente cabisbaixa, com preguiça, desânimo, sentindo a vida mais pesada, como se nada desse certo ou como se estivesse com mau-olhado ou uma praga em cima de você.

2 BANHOS PARA PROTEÇÃO E VITÓRIA

Indicados para superar uma demanda, se proteger durante viagens, para negociações, tomadas de decisão, para vencer disputas, para se proteger de inimigos.

3 BANHOS ENERGÉTICOS/ ESTIMULANTES

Para pessoas com melancolia, angústia, depressão e insegurança.

4 BANHOS DE DESCARREGO

Para pessoas que sofrem com ataques espirituais, influência de maus espíritos ou feitiçaria.

5 BANHOS DE ATRAÇÃO

Para harmonização amorosa e para atrair parceiros afetivos.

6 BANHOS PARA AUTOCUIDADO

Para atrair sensação de bem-estar no dia a dia, para combater desordens e desarmonias da vida diária.

MISTURANDO AS FOLHAS

É possível misturar diferentes folhas para alcançar um melhor resultado, mas é preciso atenção e cuidado. Sintonize as frequências das ervas combinando a atuação delas com os níveis energéticos que você deseja manipular. Como saber essa parte? Para uma boa mistura, é necessário entender de alquimia. Comece estudando e decorando receitas, e só depois faça seus próprios experimentos.

É possível pensar a mistura a partir das suas polaridades. Por exemplo:

FOLHA FRIA
PALMA DA RAINHA
+
FOLHA MORNA
MANJERICÃO
+
FOLHA QUENTE
FOLHA DE LIMÃO

OU

FOLHA FRIA
MACAÇÁ
+
FOLHA QUENTE
AROEIRA
+
FOLHA FRIA
LAVANDA

Esses dois banhos são de descarrego e energizantes ao mesmo tempo. Eles limpam os vermes astrais do nosso campo e trazem novo vigor para nossos centros de força.

A partir da observação, você saberá as diferentes reações benéficas que os banhos proporcionarão. Você deve ter um diário (grimório) no qual fará um registro das suas receitas e dos resultados que obteve. Essa será a bússola para você aprofundar seu feeling na escolha de banhos para si ou para os outros.

MAS E AS QUANTIDADES?

Tradicionalmente, as curandeiras não medem ou pesam as folhas. O que acontece é a variação na quantidade de galhos e molhos a depender do número de pessoas e intensidade do banho. Você precisa entender que para uma benzedeira um galho é uma árvore, o que quer dizer que pequenas porções são muito potentes. Para nós, as medidas são porções intuitivas. É importante ressaltar que a intuição é um dom inerente a todas as pessoas, independentemente de sua experiência ou conhecimento, pois emana diretamente de nossa glândula pineal. Essa pequena maravilha atua como uma antena energética, estabelecendo uma comunicação sutil com o universo. Dessa forma, qualquer indivíduo que esteja sintonizado com seu eu interior pode captar e compreender a linguagem intuitiva que se manifesta.

Na nossa família, chega a ser engraçada a maneira como falamos na hora de passar uma receita para alguém. A avó Suzana geralmente diz:

— Bota uma quantidade boa de kioiô. Em seguida um pussão de catinga-de-mulata.

E é assim: quantidade boa e pussão, para nós, é o mesmo que bastante. A quantidade é tirada no olho mesmo. Que nem receita de bolo de vó.

COMO EXTRAIR AS PROPRIEDADES DAS PLANTAS PARA OS BANHOS

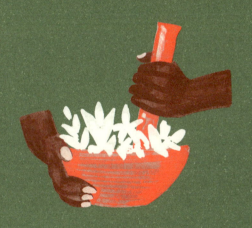

QUINAR

Na quinagem, usamos ervas frescas. Separamos as folhas, os talos, as flores, enfim, as partes moles, num recipiente próprio para isso, que pode ser uma bacia ou tigela de metal, e amassamos com um pilão.

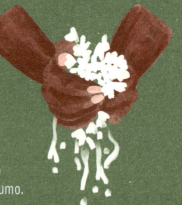

MACERAR

Na maceração, amassamos a fruta ou a erva esfregando com as mãos até extrair o sumo.

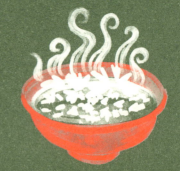

INFUSÃO

Na infusão, deixamos as ervas, raízes ou sementes imersas em água quente.

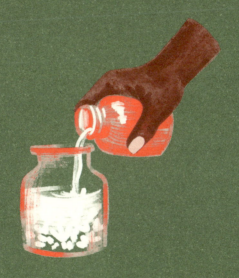

TINTURA

Na tintura de ervas, extraímos as propriedades medicinais de uma determinada planta deixando-a imersa no álcool de cereal, gim ou cachaça.

PARTE 4

PREPARAÇÃO PARA OS BANHOS

CINCO COISAS QUE VÃO DEIXAR SEU BANHO DE FOLHAS MAIS POTENTE

SEJA A CURANDEIRA QUE
INTERAGE, REVERENCIA
E AGRADECE A NATUREZA
AO SEU REDOR

TIPOS DE ÁGUA PARA USAR EM BANHO DE FOLHAS

Toda água limpa, depois de rezada, se transforma em água benta. Dê preferência a água fresca. Você pode usar águas da natureza que tenham forças extras, tais como:

água da chuva;

água do rio, da cachoeira, de bicas e minadouros;

água que dormiu debaixo da luz da lua;

água de poço;

água solarizada.

É possível fazer o banho com água "normal" do chuveiro ou da pia sem problema algum. No entanto, a água mais favorável é aquela recolhida na própria natureza.

ACOPLAMENTOS ENERGÉTICOS NO BANHO DE FOLHAS

O acoplamento energético no banho de folhas se dá através da mistura de ervas no preparo. Desde a água, cada item nessa manipulação se refere à escolha cuidadosa dos ingredientes com base em suas propriedades energéticas e místicas. Cada ingrediente utilizado no banho tem um poder específico e exerce uma função. Por exemplo:

água: *apazigua;*

cachaça: *dinamiza;*

mel: *concentra, ativa mediunidade, magnetismo;*

pó de búzios: *atrai riqueza;*

azeite: *imputa força, possibilita vida simples sem dificuldades;*

fogo: *cria, realiza.*

A prática de acoplamento energético no banho de folhas se baseia na ideia de que diferentes ingredientes têm propriedades energéticas únicas que são transferidas para o corpo através do contato. Por exemplo, alguns elementos têm propriedades calmantes e relaxantes que ajudam a reduzir o estresse e a ansiedade, enquanto outros possuem propriedades estimulantes que ajudam a aumentar a energia e o foco.

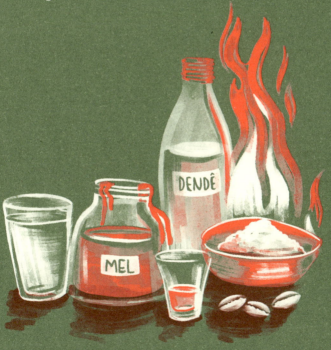

A escolha dos ingredientes deve ser feita de acordo com a finalidade do banho, que varia conforme a tradição ou objetivo pessoal. Alguns ingredientes ajudam a tratar problemas de pele, como eczema e acne (caso das folhas de aroeira e canela-de-velho), enquanto outros são escolhidos para ajudar a aliviar a dor muscular ou a tensão (como o gengibre e a carqueja), e outros ainda para tratar questões emocionais ou espirituais (por exemplo, a folha-da-costa e a folha de guiné).

INFLUÊNCIA DA LUNAÇÃO NOS BANHOS DE FOLHAS

Nossos ancestrais sempre entenderam que as fases da lua exercem influência sobre as marés, o plantio, a poda e a colheita, e essa sabedoria lhes proporcionava o conhecimento do melhor momento para realizar os procedimentos que garantiriam uma boa temporada. Até hoje existe uma regra básica que rege os semeadores: entre a lua minguante e a nova deve ser plantado tudo que nasce abaixo do solo, e entre a crescente e a cheia, tudo que nasce acima. Foi assim, observando a influência da lua sobre a natureza, que compreendemos a mesma influência nos nossos rituais.

Quando preparamos banhos de folhas sintonizados com a lunação, temos intenções específicas para cada fase:

*a **lua nova** é propícia para recomeços;*

*a **lua cheia** é propícia para gestação de projetos e sonhos;*

*a **lua minguante** é propícia para descarrego;*

*a **lua crescente** é propícia para imprimir força a lutas internas que você quer vencer.*

PRAZO DE UTILIZAÇÃO DO BANHO DE FOLHAS

A frequência ideal varia de acordo com cada um. Algumas pessoas tomam banhos de folhas todo dia como parte da sua rotina de autocuidado, enquanto outras podem fazer isso uma vez por semana ou apenas quando sentem necessidade. É importante lembrar que a quantidade de dias depende da intensidade de acoplamento energético de que a pessoa precisa.

Estar consciente das próprias necessidades e ouvir seu corpo ajuda a determinar a frequência dos banhos de folhas. Se você não tem certeza de quantas vezes deve tomar, é sempre uma boa ideia se consultar com uma curandeira ou uma sacerdotisa que entenda do assunto. Na nossa cultura, tomar banhos por um número específico de dias (um, três, sete ou nove consecutivos) está ligado a uma crença mística. Esses números têm um significado simbólico e espiritual que pode causar efeitos adicionais de purificação e equilíbrio energético.

Por exemplo, tomar um banho de folhas por apenas um dia ajuda a limpar a energia negativa, enquanto tomar banhos por três dias ajuda a equilibrar a mente, o corpo e o espírito. Já os banhos de folhas por sete dias ou mais são considerados especialmente poderosos e purificam o corpo e a alma.

Na minha família, indicamos o seguinte esquema de tempo:

um dia: *para limpeza e para renovar energias;*

---

três dias: *para tratar desordens moderadas;*

---

sete dias: *para quebrar feitiços, ataques e pragas;*

---

vinte e um dias: *para tratamentos de males crônicos e para pessoas que estão em iniciações espirituais.*

ONDE COLHER AS ERVAS

Ao considerar a escolha das ervas para um banho, é importante começar pela cozinha. Afinal, como explicamos no início deste livro, muitas plantas comuns, como o orégano, o manjericão, a salsa e a folha de louro, são excelentes opções. Dê uma olhada nas áreas verdes próximas à sua casa. Plantas como a brilhantina, a oriri – também conhecida como erva-de-santa-luzia –, a capeba e a erva-botão, embora consideradas matos, são poderosos fitoenergéticos, muito valorizados em banhos de folhas.

Para a nossa família, as ervas que crescem espontaneamente no quintal ou nas proximidades são vistas como uma forma sagrada de cura para males específicos das pessoas que vivem ali. Não acreditamos nisso como uma coincidência, mas como uma providência divina. Por isso, preste atenção na natureza ao seu redor e aproveite as maravilhas que ela oferece para você cuidar de si mesma.

No mais, para colher as ervas corretas, é importante identificar as plantas de maneira precisa. Procure saber o nome regional das espécies que deseja colher e pesquise sobre suas características e propriedades – cheiro, textura, geometria. Algumas plantas têm texturas diferentes, como ásperas ou suaves, e seus aromas variam de acordo com a espécie e a época do ano. Esses detalhes ajudam a identificar a planta e escolher aquelas com as propriedades medicinais desejadas.

Algumas ervas podem se parecer muito com outras, mas terem propriedades e poder fitoenergético diferentes. Por isso, é essencial ter cuidado ao escolher as folhas, certificando-se de que se trata da espécie correta e de que é segura para o uso no banho. Prefira sempre ervas frescas em vez de secas. Procure colher as folhas pela manhã, depois de o orvalho secar, ou no final da tarde, quando o sol está mais fraco.

É possível encontrar plantas para banhos de folhas em diversos lugares; sugerimos que, se você for comprar, faça isso em feiras populares. Podemos contar também com os jardins, hortas e matas, ou mesmo plantá-las em casa. Caso não saiba onde encontrar as sementes, procure casas místicas na sua cidade. E na dúvida sempre consulte imagens ou peça ajuda a pessoas que tenham familiaridade com o assunto.

PARTE 5

REZAS E ORAÇÕES

APRENDA A
CONJURAR SEU
BANHO DE FOLHAS

SIM!
É POSSÍVEL
ENCANTAR AS
FOLHAS

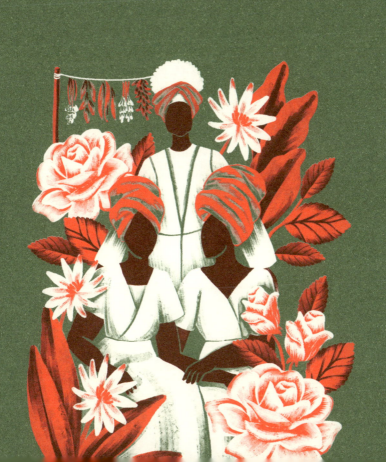

REZA CURANDEIRA DAS ÁGUAS

A oração da Curandeira das Águas é uma prece da nossa família criada com base nas nossas vivências e convicções para saudar a capacidade curativa das águas e das plantas. Essa oração é frequentemente conjurada por nós antes da realização de qualquer ritual de maceração de folhas. Esses momentos são considerados sagrados e a oração serve sobretudo para reverenciar os elementos mágicos que utilizaremos nessa medicina. Acreditamos que essa prece não apenas honra nossas crenças, mas também fortalece nossas conexões com a natureza e com as tradições dos nossos antepassados.

Para ser uma curandeira das águas é preciso ser a água!

Nada de medo!

Nada de mágoa!

Nada de rancor!

Invoco o apoio das divindades curandeiras e espíritos e ancestrais da sabedoria do amor!

Saudações à grande mãe:
Por favor, me reconheça!

Eu saúdo o poder do segredo
Eu sou o segredo!

Saudações às águas!
Água fresca que acalma a terra
Meus respeitos!

Meu corpo é água
Meu corpo é magia

Saudações às ondinas e às encantadas das
lagoas, dos rios e das cachoeiras.
Meus respeitos às encantadas dos mares no
vasto oceano e nos mergulhos profundos.

Saudação ao espírito do medicamento das
folhas. Saudação ao espírito das alquimias.
Desperte o sangue das folhas para mim!

Que a nós nunca faltem encantamentos.

Eu sou uma curandeira das águas
Eu sou a água!

REZA PARA O DESPERTAR DAS FOLHAS

Essa antiga reza é a tradução para o português de uma poderosa invocação iorubá para honrar e despertar o reino vegetal. Nós a usamos como forma de prestar reverência aos nossos ancestrais africanos, que há muito tempo entoavam essas preces na sua língua nativa e, por pouco, foram quase totalmente esquecidas pelo tempo.

Folha, desperta! Folha, eu te invoco:
desperta a tua força!
Folha, desperta! Folha, eu te invoco:
recebe tua água!
Folha, desperta! Folha, eu te invoco:
desperta tua força, recebe teus elogios!
Folha, desperta! Folha, eu te invoco:
desperta tua força e divide conosco!...
Folha, diante de ti eu me curvo completamente!

REZA PARA O ESPÍRITO DO MEDICAMENTO DAS FOLHAS

Através dessa oração, que também é a tradução
de uma antiga prece iorubá, nós nos conectamos
com a sabedoria das folhas e aprendemos
a respeitá-las como seres sagrados e vivos.
Ela nos ensina a valorizar a natureza como fonte
de cura e a reconhecer sua importância como
medicamento. Essa oração é uma maneira poderosa
de nos reconectarmos com a sabedoria e as tradições
dos nossos antepassados e de manter vivas sua
cultura e história.

Elogiado seja o espírito
do medicamento das folhas.

Me livre de adoecer.

Me livre da coisa negativa.

Eu dou graças ao espírito
do medicamento das folhas.

Assim é!

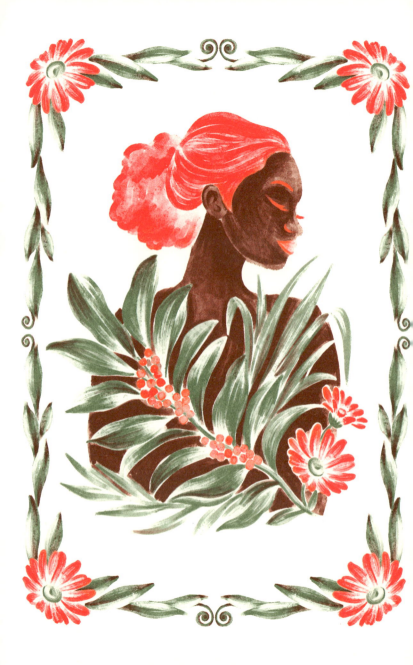

REZA DE PERMISSÃO PARA ACESSAR O CAMPO DA PESSOA ATENDIDA

Essa oração é utilizada como um pedido de autorização para acessar o campo espiritual do consulente. Começa pedindo permissão ao criador, uma referência à força divina que rege a pessoa, e depois se direciona para a própria pessoa, pedindo-lhe permissão para se conectar com sua estrela, que é uma metáfora para a alma. O objetivo é contribuir para a cura de maneira empática, aliviando suas dores e aflições. A referência à estrela do consulente pode ser entendida também como um ponto de conexão ou um canal de comunicação para acessar seu campo energético e trazer a cura necessária.

Peço permissão perante o criador.

Peço permissão diante de ti.

Peço permissão para acessar sua estrela,
(completar com o nome da pessoa).

Que sua estrela mostre a direção,
mostre o caminho,

as decisões espirituais, as decisões materiais

e folhas para abrandar suas agonias.

REZA CONTRA MAU-OLHADO

Essa reza tem como objetivo afastar energias negativas, inveja e olho gordo. Acredita-se que o mau-olhado cause doenças, má sorte e outros problemas, e a reza é uma forma de proteção contra esses males.

As rezas de mau-olhado variam de acordo com a região do Brasil em que são praticadas, mas envolvem o uso de palavras e gestos simbólicos para afastar o mal. Algumas incluem o uso de ervas ou outros objetos considerados protetores, como amuletos. Podem ser feitas por uma pessoa específica, como um curandeiro, uma terapeuta ou sacerdote, ou por qualquer pessoa que conheça a prática e acredite na sua eficácia.

Fornecemos aqui um exemplo de como rezar por alguém que está sofrendo com mau-olhado:

Comece criando um ambiente de oração adequado. Escolha um lugar tranquilo e silencioso, livre de distrações e interrupções. Acenda uma vela ou incenso se desejar, para criar uma atmosfera de calma e tranquilidade.

Faça uma oração de abertura, pedindo a proteção divina para você e para a pessoa. Você pode usar uma oração tradicional ou criar a sua própria.

Visualize a pessoa que está sofrendo com o mau-olhado cercada por uma luz branca e brilhante, que a protege de toda energia negativa ou mal-intencionada. Enquanto reza, passe as folhas de cima para baixo na pessoa, transferindo as mazelas dela para a folha.

Existem diversas rezas para mau-olhado. Aqui vai a que usamos na nossa família:

Que olhado tu tem,
(completar com o nome da pessoa)?

Se é de seu andar

Se é de seu falar

Se é de seu trabalhar

Se é de ser gordo

Se é de ser magro

Olho de corpo passado

Olho excomungado

Se te botaram com dois, com três eu te tiro

Com os poderes de Deus

Se te botaram nos braços,

tira, senhor Santo Amaro!

Se te botaram nos olhos,

tira, senhora Santa Luzia!

Se te botaram no corpo,

tira, Senhor do Bonfim!

O pai de todos nós.

REZA FORTE CONTRA MÁS COMPANHIAS

Essa oração pede o afastamento de pessoas más e também para que nossos protetores espirituais nos guiem para junto de pessoas boas e virtuosas. Além disso, a reza contra más companhias também pode ser interpretada de forma mais ampla, como um lembrete para escolhermos com atenção as pessoas com quem nos relacionamos e para termos cuidado ao nos expor a comportamentos e influências negativas que afetam nossa saúde mental, emocional e física. Você pode fazê-la em pessoas que sofreram traição de amigos, familiares ou colegas de trabalho.

Bem-aventurada seja a luz do dia
Bem-aventurado seja quem a cria
Aquele que sempre separou a noite do dia
Que separa a sua/minha alma das más companhias
E o meu corpo das feitiçarias
Em nome de Deus
E da luz que me guia.

REZA FORTE PARA DESEMBARAÇO

O objetivo dessa reza é remover da vida do consulente pessoas que são obstáculos ou bloqueios, impedindo a realização dos seus objetivos ou desejos. Ela pode ser realizada em diferentes contextos, como em momentos de dificuldade, problemas de relacionamento, apuros no trabalho ou qualquer outra situação em que uma pessoa esteja criando entraves na nossa vida.

(Completar com o nome da pessoa),
você é o ferro

Eu sou o aço

Você é o cão e eu te lasco

Debaixo do meu pé esquerdo,
(completar com o nome da pessoa)!

Três vezes eu te embaraço

Com sete nós e sete laços.

REZA FORTE
PARA ATRAÇÃO

A prática de rezas fortes para atração é comum entre os antigos. Essa reza foi passada para nós por Vó Suzana. Ela é usada com o objetivo de atrair uma pessoa específica, seja para fins amorosos ou para obter uma posição de destaque ou vantagem.
A crença subjacente é de que a reza forte influencia positivamente a situação e ajuda a alcançar o objetivo desejado. No entanto, é importante lembrar que essa prática pode ser controversa e que, muitas vezes, questiona-se a ética de manipular a vontade dos outros por meio de rezas ou rituais.

Ó minha beata santa Catarina de Sena
Bendita como o sol
Formosa como a lua
Linda como as estrelas
Entrastes na casa do padre Santuário
Com cinquenta mil homens
Ouvistes todos e vós abrandastes
Assim peço-vos, senhora,
que abrandeis o coração de
(completar com o nome da pessoa)

(Completar com o nome da pessoa),
se estiveres dormindo,

Não dormirás!

Se estiveres comendo,

Não comerás!

Se estiveres conversando,

Não conversarás!

Enquanto comigo não vieres falar

Dai-me o que tiver

Conta-me o que souber

E minha mãe, entre todas as mulheres
do mundo,

(Completar com o nome da pessoa), para ti,

Eu parecerei uma rosa

Fresca e bela.

REZA FORTE PARA VITÓRIA FINANCEIRA

Essa é uma reza para atrair vitória financeira, para superar dificuldades com dinheiro ou para alcançar objetivos de prosperidade e abundância. Essa oração pode ser feita individualmente ou em grupo e complementada com outras práticas como meditação, visualização positiva, e, evidentemente, ações práticas para melhorar a situação.

Mãe da terra, eu te invoco em favor
da minha vida financeira.

Que do alto da minha cabeça até
a planta dos meus pés

eu seja ungida por uma corrente de riqueza.

Derrama sobre mim o dom da riqueza
para que eu veja.

Espírito da boa sorte, que tudo que
eu tocar venha a prosperar

e até o que era para dar errado
passe a dar certo!

Grande mãe, tu que és a dona do ouro e da prata,

vem dos quatro cantos do mundo para me fazer

uma pessoa abençoada e de muitas posses.

Manifesta em mim tua grandeza
e me faz ganhar,

conquistar e enriquecer, porque só tu multiplica e acrescenta.

Eu profetizo que a partir deste instante o dinheiro virá numa pulsão de abundâncias.

A partir de agora, meu destino está selado porque sou filha, irmã e mãe,

aquela que cria riquezas para o mundo.

Eu sou a nova ganhadora de todos os prêmios do universo,

que tenho merecimento pelo teu poder.

É o que eu peço ao criador,
é o que eu determino

que irá acontecer, em nome do sagrado.
Assim é!

CANTIGAS CURANDEIRAS DAS ÁGUAS

Ao longo dos anos, nossa família materna desenvolveu um repertório de cantigas com o objetivo de saudar e dar força na imantação dos banhos de folhas. Já é tradição nossa compor canções de cultura popular como sambas e trovas. As cantigas para banho de folhas das curandeiras das águas foram mais uma forma importante de honrar nossos costumes enquanto nos conectamos com os elementos da natureza durante o feitio dos banhos de folhas.

Essas cantigas também são uma maneira de preservar a cultura e a história da família, sendo transmitidas de geração em geração. Esperamos que essa tradição seja compartilhada com mais pessoas, que podem aprender e cantar conosco.

1. SALVE O REI DAS RELVAS

Ê, salve a maré e a lua,
o rei das relvas
a dona da casa

Licença pra botar o pé
Licença pro povo entrar

Ê, salve as horas que são,
a mão da magia,
a moça encantada
Ela tem... cachaça e semente
É, tem... tem mel e dandá
É, tem... mandinga da terra
É, tem... para consagrar.

2. A FOLHA SAGRADA
SACUDIMENTO

Pego espada de Ogum,
Peregum e aroeira, aroeiraaaaaa

Tira quiumba, a praga e feitiço
Aroeira, aroeiraaaaa

Folha de guiné e akokô
A folha sagrada nos curou.

3. FOLHA NO CHÃO DO ABASSÁ
PONHA AS FOLHAS NO CHÃO E INCENSE O LOCAL

Tem folha no chão do abassá
Tem defumação, tem fundamento!

Tem folha no chão do abassá
Tem defumação, tem fundamento!

Pitanga, sabugueiro, é ouro
Sálvia e mirra pro incenso.

4. DENTRO DA MINHA CABAÇA

Dentro da minha cabaça
Dentro da minha cabeça
Folha-da-costa e alfazema
Para que o mal me esqueça

Alfazema, alfazema,
Alfazema e folha-da-costa
Alfazema, alfazema
Na cabaça mal não encosta.

5. ENCANTAR ORIPEPE

Encantar oripepe
Encantar folha-da-costa

Pega capeba, mastiga obi
Lava seu ori que é alaafia!

Lava seu ori!
Alaafia!

6. ÁGUA SOBRE ÁGUA

Minha coroa é água sobre água
rio e mar da pororoca
macera Ewé pra Oxum e Iemanjá
com as ervas lá da paioça.

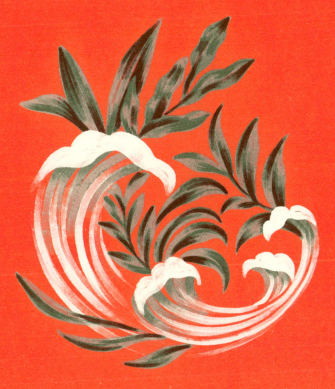

7. MACERA FOLHA CHEIROSA

Macera, macera folha cheirosa
Macera, macera erva formosa
Macera, macera folha cheirosa
Macera, macera erva formosa

Fui no mato retirar
Vem seu manto me curar.

8. É O VENTO QUE SOPRA A REZA

É o vento que sopra a reza
Na hora que eu vou clamar
Umburana, dandá, benjuim,
pra pemba que eu vou ralar.
Cai também, derrubei,
E quebrei foi feitiço no ar.

9. A CABAÇA É UMA MULHER

A cabaça é uma mulher
É planta sim senhor

Jasmins, rosa e girassol
Me leva pra onde tu for

Me leva meu bem me leva
Me leva pra onde tu for.

10. PODE IR

Pode ir
Pode ir
Logo logo eu tô te esperando

Eu bati na caixa da bumba
De Botelho eu vou pra Cazumba

Pode ir
Pode ir
Logo logo eu tô te esperando

O espinho furou meu pé
De Cazumba eu fui pra Sapé

Pode ir
Pode ir
Logo logo eu tô te esperando

Ai de mim, não tem receio
De Cazumba eu fui pra Botelho.

PARTE 6

RECEITAS

TRINTA RECEITAS DE
AUTOCUIDADO COM A
MAGIA DAS FOLHAS

FOLHA É
REMÉDIO!

SABÃO DE COCO COM ERVAS

MATERIAIS

Luvas

Espátula

Bacia para mexer o sabão

Placa retangular para colocar o sabão

1 litro de óleo

200 ml de leite de coco

200 ml de água

200 ml de soda líquida

Ervas secas a gosto

5 ml do óleo essencial do aroma que você preferir

Papel-manteiga para envolver o sabão

MODO DE PREPARO

Despeje o óleo no recipiente em que você fará o sabão.
Adicione a soda líquida cuidadosamente e mexa.
Bata com o fouet ou o mixer até que a consistência
da massa pareça um pudim. Espere ficar translúcida
e mexa com uma colher de cabo longo. Adicione o
aroma. Misture bastante até ser incorporado à massa.
Despeje na fôrma e espere de vinte a trinta dias para usar.

EMPLASTRO PARA DORES E PANCADAS

MATERIAIS

Uma pitada de dedo de folha de erva-baleeira fresca

Um punhado de folhas frescas de mastruz (mentruz ou erva-de-santa-maria)

Um punhado de folhas frescas de bem-me-quer

Uma colher de sopa de azeite de oliva

Um pedaço de plástico limpo

Uma atadura

MODO DE PREPARO

Ponha todas as folhas dentro de um pilãozinho e bata até que todas estejam bem quinadas. Acrescente o azeite de oliva, misture e passe a pasta de ervas sobre o local machucado (torção, pancada) ou qualquer ponto do corpo que esteja inflamado, dolorido ou inchado. Em seguida, assente o plástico por cima e passe a atadura para manter o emplastro no local afetado.

> **Observação:** É sempre bom fazer esse tratamento na hora de dormir. Não aperte muito a atadura para não prender a circulação. Alivia bastante também se, depois de amarrar a atadura, usar uma bolsa térmica por cima durante uns quinze minutos.

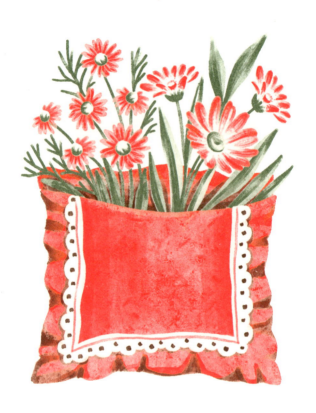

TRAVESSEIRO DE ERVAS PARA COMBATER A INSÔNIA

MATERIAIS

Um quadrado de tecido costurado nas laterais (fronha)

Calêndula

Camomila

Um funil

Um bastão pequeno de madeira

Agulha e linha da cor da fronha

Algodão

MODO DE PREPARO

Deposite o algodão dentro da fronha e, com o auxílio do funil, acrescente camomila e calêndula; com o bastão de madeira acomode tudo dentro da almofada e depois costure.

BLEND PARA VAPORIZAÇÃO DO ÚTERO

MATERIAIS

Um punhado de tanchagem

Um punhado de amora

Um punhado de entrecasca de barbatimão

Um punhado de entrecasca de aroeira

MODO DE PREPARO

Ponha a água para ferver. Quando ela estiver quente, deposite as ervas por três minutos, desligue o fogo, abafe com um pano de prato e tampe até a infusão estar pronta. Despeje na tigela de vaporização e aproveite.

TINTURA PARA ELEVAR A IMUNIDADE

Uma tintura é um extrato líquido feito a partir da maceração de folhas em álcool ou cachaça. Essa técnica é usada para extrair os compostos ativos das ervas, como os flavonoides e alcaloides, que possuem propriedades medicinais. A tintura para imunidade é usada com o objetivo de estimular o sistema imunológico e ajudar a prevenir ou tratar doenças, como infecções virais e bacterianas. Pode servir como um complemento aos tratamentos convencionais ou como um tratamento alternativo, mas deve ser utilizada com cautela. A tintura também pode ser diluída em água para ser usada como banho de folhas.

MATERIAIS

Um frasco escuro de boca larga

500 ml de álcool de cereal

30 g de tomilho (ou um punhado de mão bem cheia)

30 g de alecrim

30 g de folhas de manjericão

30 g de raiz de açafrão ralada

Um punhado de casca de alho

Um punhado de casca de cebola

Uma bola de algodão

Um funil

Papel, caneta e fita adesiva para etiquetar a garrafa (identificando a data de feitura e da filtragem)

MODO DE PREPARO

Deposite as ervas dentro da garrafa. Com uma varinha, busque acomodá-las no fundo e derrame o álcool até que todas fiquem cobertas. Em seguida, tampe bem a garrafa e agite para uniformizar a mistura. Cubra a garrafa com um tecido preto e guarde em local escuro por quinze dias; todos os dias é bom dar uma chacoalhada na garrafa para ativar a mistura.

Passados os quinze dias, pegue um funil e outra garrafa escura. Ponha o funil na boca da garrafa, pegue uma bolinha de algodão, abra sem deixar brechas (como se fosse um pedaço de tecido), deposite dentro do funil e despeje o líquido com cuidado para filtrar a tintura. Esse processo pode ser realizado por até duas vezes, se necessário.

MODO DE USAR

Essa tintura pode ser utilizada de várias maneiras:

1 litro de água, 1 limão, 5 tiras de gengibre esmagadas, 25 g da tintura: beber durante o dia.

30 gotas dissolvidas em meio copo de água: ingerir pela manhã.

Em caso de irritação na garganta, colocar em um spray e borrifar diretamente três vezes ao dia.

BOLSA TÉRMICA VEGETAL PARA ALÍVIO DE CÓLICAS MENSTRUAIS

MATERIAIS

Um punhado de mistura de flores e folhas de camomila

Um punhado de folhas de erva-baleeira

Um punhado de flores de calêndula

500 g de milho-alpiste

Uma bolsinha de 25 × 15 cm feita de brim ou jeans toda costurada, com uma abertura para guardar os ingredientes

MODO DE PREPARO

Corte o tecido no tamanho indicado. Costure ao redor, deixando uma brecha para inserir o funil. Encha a bolsa com os materiais indicados e então feche a abertura: sua bolsa térmica está pronta.

MODO DE USAR

Para esquentar, envolva a bolsa em um saco de pão e aqueça no micro-ondas.

Para usar a bolsa gelada, envolva em um saco plástico que não tenha nenhum furo e deixe no congelador até atingir a temperatura desejada.

Na hora de usar é importante encontrar um local calmo, tranquilo e energeticamente preparado para propiciar relaxamento e potencializar os efeitos terapêuticos da bolsa.

> **Quente:** *Dores na coluna, articulações, músculos e cólicas menstruais.*
>
> **Fria:** *Dores de pancadas, machucados, hematomas.*

PASTA PARA MELHORAR A LIBIDO

MATERIAIS

Uma espátula

Um recipiente de louça ou vidro

Um pote de vidro que comporte 200 g para guardar a mistura pronta

20 g de pó de obi (noz-de-cola)

20 g de pó de Tribulus terrestris

20 g de pó de açafrão

20 g de pó de maca peruana

20 g de pó de folhas de moringa

20 g de pó de gengibre

20 g de pó de Ginkgo biloba

aproximadamente 600 ml de mel

MODO DE PREPARO

Deposite todos os pós no recipiente e misture tudo com a espátula. Adicione o mel até formar uma pasta homogênea e consistente. Conserve em um pote com tampa bem vedado.

Observação: Não é necessário guardar na geladeira, pois não estraga. Não ponha a colher na boca e depois dentro do pote de novo. Vinte gramas de pó correspondem a duas colheres de sopa.

Como utilizar: Ingerir uma colher de sopa duas vezes ao dia.

TINTURA PARA DOR DE CABEÇA

MATERIAIS

Um frasco escuro de boca larga

500 ml de álcool de cereal

3 colheres de sopa bem cheias de folhas de alecrim

3 colheres de sopa bem cheias de folhas de louro

3 colheres de sopa bem cheias de folhas de erva-baleeira

3 colheres de sopa bem cheias de folhas de moringa

3 colheres de sopa bem cheias de folhas de canela-de-velho

Uma bola de algodão

Um funil

Papel, caneta e fita adesiva para etiquetar a garrafa (identificando a data da feitura e da filtragem)

> **Observação:** É possível também usar a mesma quantidade de folhas de abacate. Todas as folhas devem ser bem picadinhas para facilitar a extração do princípio ativo.

MODO DE PREPARO

Deposite as ervas dentro da garrafa. Com uma varinha, busque acomodá-las no fundo e derrame o álcool até que todas fiquem cobertas. Em seguida, tampe bem a garrafa e agite para uniformizar a mistura. Cubra a garrafa com um tecido preto e guarde em local escuro por quinze dias; todos os dias é bom dar uma chacoalhada na garrafa para ativar a mistura.

Passados os quinze dias, pegue um funil e outra garrafa escura. Ponha o funil na boca da garrafa, pegue uma bolinha de algodão, abra sem deixar brechas (como se fosse um pedaço de tecido), deposite dentro do funil e despeje o líquido com cuidado para filtrar a tintura. Esse processo pode ser realizado por até duas vezes, se necessário.

MODO DE USAR

Tome trinta gotas dissolvidas em meio copo de água três vezes ao dia até a dor passar.

SPRAY HARMONIZADOR DE AMBIENTE

MATERIAIS

Um frasco de boca larga

2 colheres de sopa bem cheias de folhas de alecrim

2 colheres de sopa bem cheias de folhas de hortelã

2 colheres de sopa bem cheias de folhas de erva-doce

10 gotas de óleo essencial de laranja-doce ou de capim-limão

300 ml de álcool de cereal

Uma bola de algodão

Um funil

Papel, caneta e fita adesiva para etiquetar a garrafa (identificando a data de feitura e da filtragem)

MODO DE PREPARO

Deposite as ervas dentro da garrafa. Com uma varinha, busque acomodá-las no fundo e derrame o álcool até que todas fiquem cobertas. Em seguida, tampe bem a garrafa e agite para uniformizar a mistura. Cubra a garrafa com um tecido preto e guarde em local escuro por quinze dias; todos os dias é bom dar uma chacoalhada na garrafa para ativar a mistura.

Passados os quinze dias, pegue um funil e outra garrafa escura. Ponha o funil na boca da garrafa, pegue uma bolinha de algodão, abra sem deixar brechas (como se fosse um pedaço de tecido), deposite dentro do funil e despeje o líquido com cuidado para filtrar a tintura. Esse processo pode ser realizado por até duas vezes, se necessário.

Depois de filtrada, acrescente dez gotas do óleo essencial escolhido, ponha a mistura em um borrifador e, sempre que quiser harmonizar a casa, borrife a mistura nos cantos.

BANHO PARA COMBATER DESEQUILÍBRIO DO SONO

MATERIAIS

Calêndula

Alecrim

Saião

Capim-limão

Jasmim

Gim

MODO DE PREPARO

Faça a infusão da calêndula e do jasmim e reserve.
Depois quine o alecrim e o capim-limão com um cálice
de gim e reserve. Por último, macere saião com água.
Misture todos os líquidos e faça um banho.

BANHO PARA COMBATER DEPRESSÃO

MATERIAIS

4 cravos-da-índia

Tanchagem

Pêssego

Alecrim

Capim-limão

Uxi-amarelo

Mel ou melaço

Gim

MODO DE PREPARO

Caramelize o pêssego em fogo baixo junto com cravo e açúcar; quando estiver caramelizado, despeje água e deixe ferver. Acrescente a tanchagem e o uxi-amarelo. Quine o alecrim junto com o capim-limão e um cálice de gim, depois misture as três partes.

BANHO DE ROSAS BRANCAS PARA COMBATER ANSIEDADE

MATERIAIS

5 rosas

Mel

Água quente

MODO DE PREPARO

Quine as pétalas da rosa com mel. A seguir, misture água fervida e abafe até esfriar. Quando estiver frio, macere as rosas.

BANHO PARA COMBATER PROCRASTINAÇÃO E INDISPOSIÇÃO FÍSICA

MATERIAIS

Um punhado de folhas de água de levante graúda

Um punhado de folhas de aroeira

Um maço de folhas de saião

Um punhado de boldo

MODO DE PREPARO

Desfolhe as plantas, acrescente água e macere.

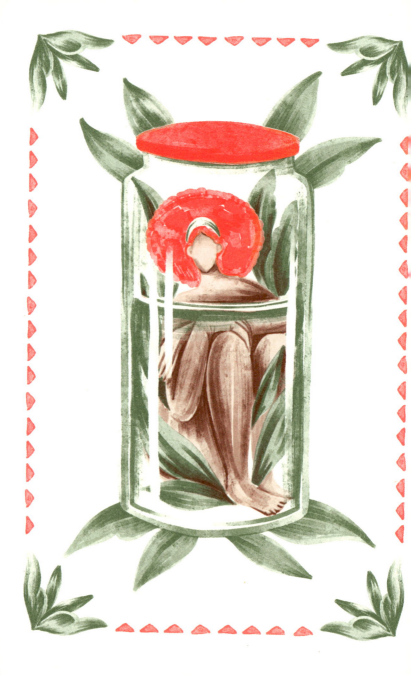

BANHO PARA COMBATER DIFICULDADE DE EXPOR OS PRÓPRIOS SENTIMENTOS E VERBALIZAÇÃO

MATERIAIS

Um punhado de alfazema

Um punhado de funcho

Um punhado de ipê-roxo

Um punhado de cambará

Um punhado de erva-cidreira

Um punhado de ginseng

MODO DE PREPARO

Faça uma infusão de ipê-roxo, funcho e cambará e reserve. No pilão, deposite alfazema, erva-cidreira e um cálice de gim, deixando quinar. Misture as duas etapas do banho e por último acrescente o pó de ginseng.

BANHO PARA COMBATER INSTABILIDADE, NERVOSISMO E RAIVA

MATERIAIS

Camomila

Maracujá

Erva-doce

Estévia

Espinheira-santa

Alecrim

MODO DE PREPARO

Quine o alecrim com gim. Faça uma infusão da erva-doce, estévia, espinheira-santa e camomila. Macere a folha do maracujá e a fruta. Quando a infusão estiver fria, misture.

BANHO PARA COMBATER MEDOS E PÂNICOS

MATERIAIS

Açafrão

Patchuli

Anis-estrelado

Capim-cidreira

MODO DE PREPARO

Faça a infusão do anis-estrelado e reserve.
Macere o patchuli. Quine o capim-cidreira com gim.
Quando a infusão estiver fria, rale o açafrão e
misture tudo.

BANHO PARA COMBATER PROBLEMAS DE ORGASMO E INFERTILIDADE

MATERIAIS

Um punhado de flor de hibisco

Um punhado de flor de laranjeira

Um punhado de folha de dente-de-leão

Um punhado de folha de artemísia

Um punhado de maca peruana

MODO DE PREPARO

Faça uma infusão com todos os ingredientes, coe e tome um banho.

BANHO PARA COMBATER ATAQUES ESPIRITUAIS

MATERIAIS

Um punhado de folha de melão-de-são-caetano

Água

MODO DE PREPARO

Quine as folhas até que estejam totalmente dissolvidas na água. Acrescente água e coe. Tome o banho dos ombros para baixo. Se você estiver numa região em que não há folha de melão-de-são-caetano, use folha de vence-demanda.

BANHO PARA COMBATER DESCONFORTO NO CORAÇÃO E ANGÚSTIA

MATERIAIS

Um punhado de folha de pitanga

Um punhado de flor de jasmim

3 paus de canela

7 morangos

Uma maçã

Um maço de manjericão-miúdo

Um punhado de sabugueiro

MODO DE PREPARO

Faça uma infusão com a canela, a maçã cortada em pedaços e o jasmim. Numa vasilha separada, ponha um cálice de gim e os morangos e amasse até formar uma pasta. Macere as folhas frescas de manjericão, sabugueiro e pitanga. Por último, misture as três partes.

BANHO DE DESCARREGO

MATERIAIS

3 folhas de louro

3 cravos-da-índia

Um punhado de casca de alho

Cominho em pó

Canela-de-velho

MODO DE PREPARO

Leve uma panela com água ao fogo. Quando ferver, acrescente as folhas de louro, a casca de um dente de alho, cinco cravos sem a cabeça e sopre um pouco de cominho moído (na mão direita; reze antes de soprar e esfregue uma mão na outra para descer o resto do pó). Cubra com um pano de prato mais a tampa da panela. Espere a infusão acontecer e coe com pano ou papel-toalha. Tome o banho dos ombros para baixo. Lave-se com sabão de coco e água antes de derramar a mistura. Não jogue na cabeça. Esse banho é indicado para apenas um dia, podendo se estender para três caso a pessoa esteja sendo obsediada. Pode ser conservado na geladeira por no máximo dois dias.

Na nossa família, esse banho é indicado para afastar espíritos errantes.

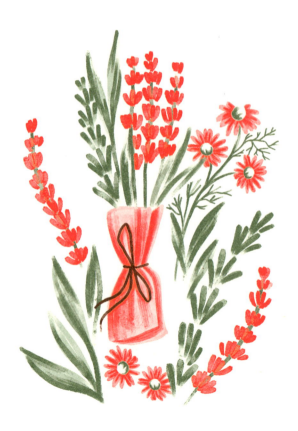

BANHO DE AUTOAMOR

MATERIAIS

Um punhado de alfazema ou lavanda

Um punhado de flor de camomila

Um punhado de sálvia

Um punhado de alecrim

MODO DE PREPARO

Leve uma panela com água ao fogo. Quando ferver, desligue e acrescente as ervas. Cubra com um pano de prato mais a tampa da panela. Esfregue sálvia e alecrim fresco com as mãos, adicione à vasilha com meia porção de gim e quine com pilão. Acrescente o resto do gim e quine mais um pouco. Coe. Misture a água de lavanda e camomila com a água de sálvia e gim.

BANHO PARA ENTUSIASMO

MATERIAIS

Um punhado de manjericão fresco

Um punhado grosso de hortelã fresca

Um punhado de alecrim fresco

Um punhado de capim-santo fresco

MODO DE PREPARO

Macere a hortelã e o manjericão com água e quine o
alecrim e o capim-santo com gim. Misture tudo e você
terá um banho concentrado. Dilua em água fresca
e use sempre que precisar, da cabeça aos pés.

BANHO CALMANTE

MATERIAIS

Um punhado de folhas frescas de macaçá

Um punhado de folhas frescas de palma da rainha

Um punhado de folhas frescas de manjericão-miúdo

Um punhado de folhas frescas de água de levante miúda

MODO DE PREPARO

Macere tudo com água fresca, peneire e tome banho da cabeça aos pés por três dias, antes de dormir.

BANHO DE ATRAÇÃO

MATERIAIS

Um punhado de flores de hibisco

Uma maçã

3 colheres de açúcar mascavo

3 paus de canela

Uma laranja grande

Um maracujá grande

MODO DE PREPARO

Numa panela, ponha um pouco de açúcar mascavo e canela, deixe caramelizar e acrescente a maçã e o suco da laranja. Mexa até virar uma calda. Em seguida, junte o hibisco e encha a panela de água. Depois que tiver fervido, desligue o fogo e, numa peneira, adicione o maracujá, tirando todo o sumo. Misture a água do maracujá no seu banho.

BANHO DE PROTEÇÃO E VITÓRIA

MATERIAIS

Um punhado de folhas de sapiranga

Um punhado de folhas de tira-morfina

Um punhado de folhas de abre-caminho

Um punhado de folhas de vence-batalha

Um punhado de folhas de dinheiro-em-penca

Um punhado de folhas de alfazema

Um punhado de folhas de poejo

MODO DE PREPARO

Numa panela, junte a sapiranga, a tira-morfina, a abre-caminho e a vence-batalha e leve para ferver. Depois de fervida, adicione água fria até a temperatura ficar agradável e tome o banho do pescoço para baixo (não molhe a cabeça). Em seguida, macere a folha da alfazema, do dinheiro-em-penca e do poejo em água fresca e use da cabeça aos pés.

BANHO DE ASSENTO

A rosa branca é indicada para inflamações no útero, nos olhos e nos rins. Possui ação depurativa para furúnculos. Pode ser usada em banhos e chás.
Serve também para limpeza de pele, para desinfetar ferimentos, tratar prisões de ventre, ansiedade, nervosismo, tosse, dores de garganta e bronquite. Tem ação adstringente, calmante, laxativa, digestiva e depurativa.

O banho de rosas ameniza a ansiedade, abranda o pensamento obsessivo, diminui a irritabilidade e as brigas, reduz a dificuldade em tomada de decisões e potencializa a concentração e o foco. A rosa tem o poder de estabelecer o equilíbrio e atrair o amor. Além de um banho de autoamor, é também de atração.

O banho de rosas brancas ajuda você a se sentir confortável em sua casa. Tome-o depois do seu banho normal, mas evite molhar a cabeça porque pode acarretar catarses. Não recomendamos que uma pessoa que se sente angustiada molhe a cabeça. Todas as pessoas podem tomar banho de rosas do pescoço para baixo.

Você vai usar cinco rosas. Machuque todas as pétalas com uma colher de sopa de mel, que é um ótimo antifúngico natural; quem for vegano ou tiver quizila com mel pode usar melaço de cana. As pétalas vão formar uma pasta. Ponha essa pasta dentro de uma bacia, ferva água e quando estiver quente derrame na bacia com a pasta de rosas amassadas e tampe até que a infusão aconteça. Você pode usar para tomar banho ou como banho de assento. No segundo caso, acrescente uma colher de óleo de coco com uma gota de óleo essencial de lavanda ou gerânio antes de se sentar. Para as mulheres que fazem ducha vaginal, o banho de rosas brancas é muito bom.

PERFUME BOTÂNICO

MATERIAIS

300 ml de álcool de cereais

50 ml de água

5 favas de baunilha

20 gotas de óleo essencial de néroli

10 gotas de óleo essencial de jasmim

10 gotas de óleo absoluto de cacau

Um maço de folhas de macaçá

MODO DE PREPARO

Num machucador limpo, quine um maço de folha de macaçá com 100 ml de álcool de cereais. Deposite esse macerado numa vasilha de vidro e acrescente cinco favas de baunilha abertas. Adicione o restante do álcool de cereal até que a fava e as folhas fiquem cobertas. Enrole essa vasilha com um tecido preto e deixe-a num local escuro por uma semana. Passados esses dias, filtre o líquido e use essa infusão como base para o perfume: acrescente dez gotas de óleo absoluto de cacau e mexa até que ele esteja todo incorporado ao álcool; em seguida, pingue as vinte gotas de néroli e por último as dez de jasmim. Depois que todos os óleos estiverem incorporados à base, acrescente os 50 ml de água e mexa. Importante: só coloque a água depois que todos os óleos essenciais estiverem totalmente incorporados. Deixe descansando por uma noite na geladeira e então se deleite com o aroma maravilhoso do seu perfume botânico.

MÁSCARA PARA COCEIRA E IRRITAÇÃO NA PELE

MATERIAIS

Argila verde

Redução de folhas de sambacaetá

Casca de barbatimão em pó

10 gotas de própolis

10 colheres de mel

10 colheres de óleo de coco

10 gotas de óleo essencial de lavanda

5 gotas de óleo essencial de melaleuca

MODO DE PREPARO

Em um recipiente, misture duas colheres de sopa de argila verde com duas colheres de sopa de casca de barbatimão em pó. Em outra vasilha, junte dez gotas de própolis, dez colheres de sopa de mel, dez colheres de sopa de óleo de coco, dez gotas de óleo essencial de lavanda e cinco gotas de óleo essencial de melaleuca. Misture todos os ingredientes até formar uma pasta homogênea e vá adicionando a redução de folhas de sambacaetá até virar uma pasta. Aplique a pomada na área afetada da pele e deixe agir o dia todo. Lave a região com água morna no final do dia. Repita o processo diariamente por uma semana ou até que a pele se recupere por completo.

> ***Observação:*** *Antes de utilizar qualquer tratamento caseiro, é importante consultar um dermatologista para ter um diagnóstico correto e verificar se os ingredientes utilizados na receita são adequados para você.*

BANHO DE FLORES PARA ATRAÇÃO E AMOR

MATERIAIS

Pétalas de rosa vermelha

Pétalas de jasmim

Folhas de hortelã-pimenta

Folhas de manjericão

Casca de laranja

Casca de maçã

2 litros de água

MODO DE PREPARO

Ferva os dois litros de água em uma panela grande. Adicione as pétalas de rosa vermelha e de jasmim, as folhas de hortelã-pimenta e de manjericão e as cascas de laranja e maçã. Deixe a mistura fervendo por cerca de cinco minutos e desligue o fogo. Espere esfriar até uma temperatura confortável para o banho.

Coe a mistura e despeje o líquido em uma banheira com água quente. Submerja-se na água com as flores por pelo menos quinze minutos. Visualize seu desejo de amor e atração enquanto relaxa. Quando terminar, seque-se com uma toalha limpa.

RECEITA DE DEFUMAÇÃO

MATERIAIS

Folhas de eucalipto

Folhas de alfazema

Folhas de pitanga

Folhas de aroeira

Folhas de água de levante graúda

Casca de alho

Alecrim

Pó de café

Casca de cebola

MODO DE PREPARO

Em uma vasilha, misture a casca de alho, o alecrim, o pó de café e a casca de cebola. Pegue todas as folhas juntas: comece colocando a folha de aroeira, depois de pitanga, de eucalipto e de água de levante graúda e vá ajeitando os ingredientes dentro da folha de aroeira, fechando como uma concha com todas as plantas dentro. Em seguida, amarre no barbante.

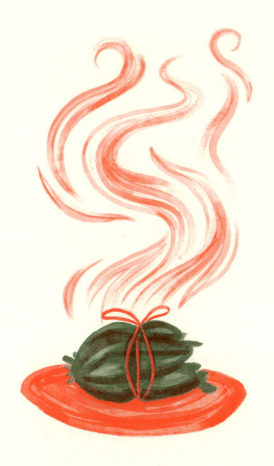

PARTE 7

REPERTÓRIO DE ERVAS E PRECAUÇÕES

COM QUANTAS FOLHAS SE FAZ UM QUINTAL?

ERVAS INDICADAS PARA CADA CENTRO DE FORÇA

CENTRO DE FORÇA DO ALTO DA CABEÇA

LEVANTE MIÚDO
ERVA-DOCE
FOLHA DA FORTUNA
BETE CHEIROSO
CANA-DE-MACACO
CALÊNDULA
ALECRIM
SAIÃO
CAPIM-LIMÃO
JASMIM

CENTRO DE FORÇA DO MEIO DA TESTA

LEVANTE GRAÚDO
MALVA
CRAVO-DA-ÍNDIA
TANCHAGEM
PÊSSEGO
ALECRIM
CAPIM-LIMÃO
UXI-AMARELO

CENTRO DE FORÇA DA GARGANTA

HORTELÃ
ALFAVACA
ALFAZEMA
FUNCHO
IPÊ-ROXO
CAMBARÁ
CIDREIRA
GINSENG
CRAVO-DA-ÍNDIA

CENTRO DE FORÇA DO CORAÇÃO

MELISSA
AMORA
PITANGA
JASMIM
CANELA
MORANGO
MAÇÃ
MANJERICÃO-MIÚDO
SABUGUEIRO

CENTRO DE FORÇA DO ESTÔMAGO

CAMOMILA
MARACUJÁ
ERVA-DOCE
ESTÉVIA
ESPINHEIRA-SANTA
ALECRIM
BOLDO
MACELA

CENTRO DE FORÇA SEXUAL

HIBISCO
DENTE-DE-LEÃO
ANIS-ESTRELADO
LARANJEIRA
ARTEMÍSIA
MACA PERUANA

CENTRO DE FORÇA DA BASE DA COLUNA

JUÁ
ÁGUA DE LEVANTE GRAÚDA
AROEIRA
SAIÃO
BOLDO
MACAÇÁ
ALECRIM
CAPIM-SANTO
MANJERICÃO

GLOSSÁRIO DE PLANTAS E SUAS FUNÇÕES FITOENERGÉTICAS

A fitoenergética é uma prática que utiliza as propriedades energéticas das plantas para equilibrar as emoções e energias do corpo humano. Fizemos este glossário com informações da cultura popular tendo como referência a sabedoria ancestral. Também utilizamos a obra *Fitoenergética*, de Bruno J. Gimenes, como referência. Este livro pode ser uma fonte valiosa para aqueles que buscam compreender melhor essa prática e utilizar as plantas de forma terapêutica.

1. AÇAFRÃO

Elimina a necessidade de mentir, atrai a ética e os bons costumes, auxilia na agilidade para decidir e ter senso de direção, gera boas práticas e costumes positivos.

2. ALFAZEMA

Incentiva a esperar a hora certa para falar, a economizar com equilíbrio em qualquer aspecto; gera paz, completa o eu interior; favorece a lida com muitas coisas ao mesmo tempo sem gerar estresse; ajuda a planejar o futuro, a criar visão estratégica, a cultivar o empreendedorismo, a não julgar o próximo, a respeitar os limites dos outros.

3. ARTEMÍSIA

Estimula a fertilidade; regula o fluxo menstrual; reduz efeitos da TPM; reduz cistos no ovário, miomas no útero e dores pós-parto; prepara energeticamente o ventre de mulheres que desejam engravidar.

4. ALECRIM

Acessa os registros akáshicos e liberta traumas, medos e outros aspectos negativos que estão adormecidos; propicia vontade de mudar e conhecer o novo; incentiva a pessoa a ter sabedoria para viver e amar.

Restrições: Pode causar nefrite e gastrite em doses elevadas. Contraindicado na diabetes, em caso de hipertensão arterial, na gestação, em portadores de hipertrofia da próstata e em doenças inflamatórias da pele.

5. ASSA-PEIXE

Traz ânimo, motivação e empenho; gera amor e presença de espírito; ajuda a despertar a amorosidade; indicado para pessoas frias, calculistas e insensíveis, pois ajuda a deixar o coração vir à tona com uma energia transformadora; auxilia a pessoa a se livrar de preconceitos, machismos e culpas.

6. BARBATIMÃO

Elimina o sentimento de rejeição e de inadequação, a baixa autoestima, a carência, a dependência afetiva; elimina miasmas no corpo físico, reeduca a alimentação, auxilia na conclusão das coisas sem desistir no meio.

Restrições: As sementes são tóxicas. Não é aconselhável o uso em crianças.

7. CALÊNDULA

Cria responsabilidade pelo ciclo da vida; traz vontade de ter filhos com amor e respeito; gera satisfação por aquilo que se tem; ajuda a criar vínculo de carinho e respeito pelos seres em geral, a encontrar sua missão na vida e saber realizá-la; adiciona alegria e amor; eleva a frequência dos pensamentos.

Restrições: Contraindicada na gestação ou para pessoas com diarreia crônica.

8. CAMBARÁ

Cria imunidade energética na região da garganta; melhora a fala, a voz e a dicção; elimina o catarro e a rouquidão.

9. CAMOMILA

Elimina a raiva, o ódio e as mágoas; ajuda a ter esperança e saber perdoar; elimina o medo e a falta de fé; gera otimismo e reduz o estresse; acalma e relaxa em casos de nervosismo e hiperatividade.

Restrições: *Pode causar náuseas e dermatite de contato em pessoas sensíveis. Em doses muito elevadas, é tóxica, causando náuseas, vômitos, excitação e insônia (efeito rebote).*

10. CANELA

Elimina frieza, insensibilidade e falta de crença; elimina a ingratidão, a birra e a rebeldia; traz sentimento de unidade com o criador e proteção espiritual.

Restrições: *Deve-se evitar o uso na gravidez. Algumas pessoas têm sensibilidade à canela no uso externo, apresentando irritações cutâneas.*

11. CAPIM-CIDREIRA

Elimina pesadelos, insônia e desordens do sono,
proporcionando um sono vitalizador e energizante;
limpa estados obsessivos, gera harmonia e elimina
a ansiedade em geral, o nervosismo e a irritação.

12. CATINGA-DE-MULATA

Energiza o corpo físico; ajuda a ter os pés no chão,
a ser realista, a parar de sonhar coisas absurdas,
a fazer as coisas acontecerem, a pôr em prática;
aterra a energia; aumenta a capacidade de reagir diante
de problemas; favorece a consciência e a sobriedade.

Restrições: *Não fazer uso interno na gravidez.*

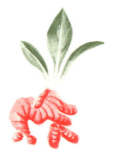
1. AÇAFRÃO

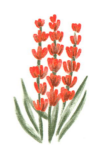
2. ALFAZEMA

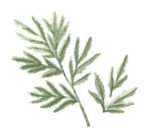
3. ARTEMÍSIA

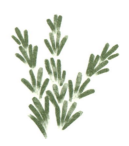
4. ALECRIM

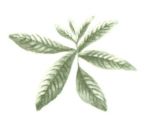
5. ASSA-PEIXE

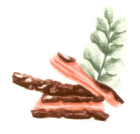
6. BARBATIMÃO

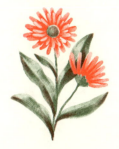
7. CALÊNDULA

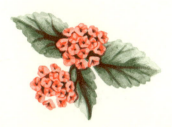
8. CAMBARÁ

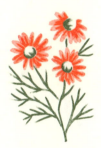
9. CAMOMILA

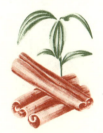
10. CANELA

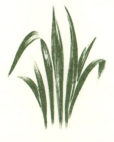
11. CAPIM-CIDREIRA

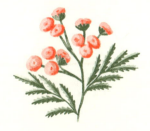
12. CATINGA-DE-MULATA

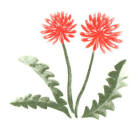

13. DENTE-DE-LEÃO

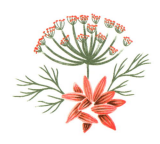

14. ERVA-DOCE

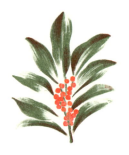

15. ERVA-MATE

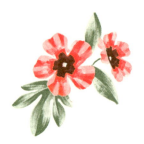

16. HIBISCO

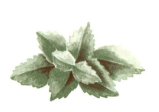

17. HORTELÃ

18. JASMIM

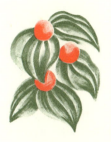
19. JUÁ

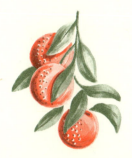
20. LARANJEIRA

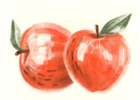
21. MAÇÃ

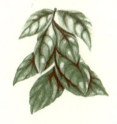
22. MANJERICÃO

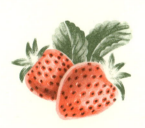
23. MORANGO

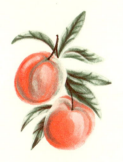
24. PÊSSEGO

13. DENTE-DE-LEÃO

Estimula a pessoa a agarrar as oportunidades da vida, a se contentar com o que tem e com quem é, a ser feliz naturalmente, a saber valorizar tudo e todos; eleva a autoestima; gera humildade e sentimento de gratidão; favorece o viver de forma simples, descomplicada e objetiva.

Restrições: Contraindicado em caso de náuseas, vômitos, diarreias crônicas, esofagites ou em obstrução de ducto biliar. Pode causar reações alérgicas.

14. ERVA-DOCE

Promove o otimismo, a motivação, a vontade; aumenta a coragem; diminui a ansiedade; gera dinamismo; ajuda a saber organizar as prioridades. Por diminuir a ansiedade, quando utilizada antes de dormir induz a uma leve sonolência.

15. ERVA-MATE

Ajuda a suportar os reveses da vida, a ter fibra, coragem de se expor e se mostrar; mesmo diante de dificuldades, traz orgulho de ser quem é e respeito às origens.

16. HIBISCO

Elimina o excesso de consumismo e o tabagismo;
estimula a aproveitar da vida apenas o que é real,
a ser realista, ter os pés no chão e a saber amar com
coerência, sabendo dizer não quando necessário.
Também é indicado para ter orgasmos na relação
sexual e desfrutar os prazeres da vida.

17. HORTELÃ

Abre caminhos; ajuda a entender e trabalhar
as dificuldades com o pai; elimina a hipocrisia
e a falsidade; tem efeito analgésico; elimina fibromas,
reduz o estresse. Ajuda a mudar o pensamento
e a gerar vitalidade energética em casos de câncer.

18. JASMIM

Gera pureza nos pensamentos, purifica as emoções
e as inferioridades; desintoxica o organismo, sendo um
ótimo repelente contra invasões obsessivas em geral.
Traz os aspectos do divino para tudo.

19. JUÁ

Libera bloqueios do centro de força da base da coluna, por isso é recomendado para intestino preso ou preguiçoso. É claramente relaxante do corpo físico, ajudando a induzir um estado de leve sonolência.

20. LARANJEIRA

Limpa memórias negativas do passado; cria estabilidade emocional; equilibra o excesso de maturidade; elimina a sensação de abandono e solidão; gera leveza na alma; cria objetivos, missões e propósito na vida; estimula o amor ao próximo.

21. MAÇÃ

Gera paz no lar; elimina o medo da morte; acalma os nervos; libera o sorriso, gera bem-estar, harmoniza o emocional; traz sensibilidade para saber priorizar as coisas; elimina a falsidade de sentimentos.

22. MANJERICÃO

Abre a consciência para enxergar o que está errado, estimulando a busca da verdade a qualquer preço; abençoa as escolhas e decisões; irradia energia mental e ajuda a receber do universo; tem força de realização.

23. MORANGO

Elimina a carência afetiva; acalma a dor de uma perda emocional forte, como falecimento, fim de relacionamento ou notícia ruim; gera amor incondicional e paz na família; libera sentimentos reprimidos e corta laços com pessoas já falecidas.

24. PÊSSEGO

Ajuda a aceitar os próprios defeitos para evoluir na vida, usufruir plenamente de sua capacidade, ter calma, regenerar a mente, mudar os pensamentos e atitudes. Combate doenças degenerativas do cérebro, a paranoia e a confusão mental.

PRECAUÇÕES

Entre os perigos de usar a folha errada estão: intoxicação, coceira, ardor, queimação, urticária, agonia, mal-estar, quebra de tabu (quizila), insônia e desequilíbrios em geral. Cada um deve conhecer suas próprias alergias e seus tabus, mas é necessário que você pergunte se seu consulente tem alguma interdição antes de lhe dar um banho de folhas. Caso seja uma pessoa de axé iniciada, ela deve perguntar a seu sacerdote o que pode ou não usar. Se você atende alguém que tem quizilas, é dever dela avisar, da mesma forma que uma pessoa alérgica a camarão diz: por favor, não ponha crustáceos no meu prato, pois eu tenho alergia.

Como os antigos identificavam se uma planta era tóxica para a pele?

Eles não usavam planta que animal não come;

Eles observavam sinais da natureza, como cor e textura.

No entanto, a forma mais indicada é o conhecimento prévio. Estude a planta antes de usar. Aqui, não indicamos banhos de:

lírio-da-paz;

espada-de-são-jorge;

costela-de-adão;

jiboia;

comigo-ninguém-pode.

Como fazer para ter mais segurança nisso?
Todo mundo sabe que cansanção queima e que alumã amarga. Isso se espalha na cultura. É necessário então que você crie espaço na sua vida para essa vivência. É uma relação de interação e simbiose.

AGRADECIMENTOS

Agradecemos primeiro ao Caboclo Rei Júlio e ao Caboclo Gentileiro, dois encantados da nossa família que cataram as palavras deste livro em nossos oris. Agradecemos a todo o clã Onisegun Omi (Curandeira das Águas) e a vó Suzana Oliveira pela transmissão dos conhecimentos ancestrais, sobretudo as rezas e as cantigas. Agradecemos a Lucas, Shira e Ominire por acreditarem nas danças das folhas e empreenderem esse sonho em sociedade. A Samadar por dar corpo ao que era apenas uma ideia. Agradecemos a Yeye Osunbumi por passar seus olhos doces e ajustar o texto em primeira mão. Agradecemos a Ogan Thiago

Nunes por cantar conosco as canções da nossa família. A Dinodê e Ogã Totó pelo retumbar dos tambores que saudamos em volta das folhas. Agradecemos a Jhonatan e Davizinho pelo pandeiro cadenciando nosso coração. Agradecemos a Olegária pelas cantigas que nos deixou de herança e que agora abrilhantam esta obra. Agradecemos a Andrea Zambrano, nosso amigo e apoiador inseparável.

E, finalmente às amigas e companheiras de luta Ana Paula Xongani e Mariana Lemos – sem as quais este livro não seria possível.

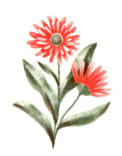

TIPOGRAFIA Vinila e Brice
DIAGRAMAÇÃO Estúdio Bogotá
PAPEL Pólen Bold, Suzano S.A.
IMPRESSÃO Geográfica, março de 2025

A marca FSC® é a garantia de que a madeira utilizada na fabricação do papel deste livro provém de florestas que foram gerenciadas de maneira ambientalmente correta, socialmente justa e economicamente viável, além de outras fontes de origem controlada.